◇ **本著作得到以下项目基金支持：**

湖南省创新型省份建设专项科普专题项目（2024ZK4131）；
湖南省自然科学基金面上项目（2023JJ30345）；
湖南省自然科学基金青年项目（2022JJ40217）；
国家自然科学基金青年项目（81900466）；
湖南省卫生健康委员会科研计划项目（重大专项）（W20241009）

科学认知：

泌尿与消化

主　审 ⊙ 祖雄兵
主　编 ⊙ 曾铭强　付双双　徐晓平　侯福涛　文俏程　陈　晨
副主编 ⊙ 张　帆　陈彩芳　卢　强　詹　敏　张丽华　胡　蓉

中南大学出版社
www.csupress.com.cn
·长沙·

编委会

龚晓明　湖南省人民医院(湖南师范大学附属第一医院)

廖前进　湖南省人民医院(湖南师范大学附属第一医院)

陈斯瑾　湖南省人民医院(湖南师范大学附属第一医院)

伍学成　湖南省人民医院(湖南师范大学附属第一医院)

陈俊杰　湖南省人民医院(湖南师范大学附属第一医院)

胡　蓉　湖南省人民医院(湖南师范大学附属第一医院)

宾东华　湖南中医药大学第一附属医院

陈豫萨　湖南省人民医院(湖南师范大学附属第一医院)

肖　争　湖南省人民医院(湖南师范大学附属第一医院)

李志平　湖南省人民医院(湖南师范大学附属第一医院)

王　永　湖南省人民医院(湖南师范大学附属第一医院)

胡脉涛　湖南省人民医院(湖南师范大学附属第一医院)

张　涛　湖南中医药大学第一附属医院

刘　帝　中南大学湘雅二医院

王　佳　湖南省人民医院(湖南师范大学附属第一医院)

石泽亚　湖南省职业病防治院

刘路遥　湖南省人民医院(湖南师范大学附属第一医院)

张蔚林　湖南省人民医院(湖南师范大学附属第一医院)

王　楠　中南大学湘雅三医院

朱致维　湖南省人民医院(湖南师范大学附属第一医院)

卿智彪　湖南省人民医院(湖南师范大学附属第一医院)

何俊桓　湖南省人民医院(湖南师范大学附属第一医院)

伍　晔　湖南省人民医院(湖南师范大学附属第一医院)

龚玲琪　湖南省人民医院(湖南师范大学附属第一医院)

陈　辉　湖南省人民医院(湖南师范大学附属第一医院)

杨　丽　湖南省人民医院(湖南师范大学附属第一医院)

前　言

　　生命之路总是坎坷曲折的，人们在日常生活中时常会面临各种健康挑战。泌尿系统和消化系统疾病作为常见且复杂的临床病症，困扰着众多患者。为了帮助大家更好地了解和应对泌尿系统和消化系统疾病，本书将详细阐述相关知识，包括病因、预防和治疗方法，为广大患者及关注泌尿系统和消化系统健康的朋友们提供实用的指南。

　　泌尿系统是人体的重要器官系统，包括肾脏、肾上腺、输尿管、膀胱和尿道等。其主要功能为排除体内代谢产物，维持水电解质及酸碱平衡，并参与内分泌和代谢调节。然而，人口老龄化、生活习惯、遗传因素、感染等多方面原因导致泌尿系统疾病发病率逐年上升。这些疾病不仅影响患者生活质量，严重时还可能导致并发症，威胁生命。因此，普及泌尿系统疾病知识，提高公众预防意识显得尤为重要。

本书"泌尿篇"详细阐述了泌尿系统疾病种类、症状、诊断和治疗，介绍了泌尿系统常见疾病的基本概念，包括泌尿系统炎症、结石、肾功能不全、尿毒症、血尿、前列腺炎、前列腺增生、泌尿系肿瘤、肾上腺疾病等。分病种剖析了这些疾病的病因、临床表现、诊断方法和治疗策略。各节均重点讲解了泌尿系统疾病的预防知识，如保持良好的生活习惯、加强锻炼、合理饮食、避免感染等。为了满足泌尿系疾病患者的需求，针对疾病不同特点，书中还介绍了泌尿系统疾病治疗过程中的护理和康复措施。

消化系统疾病是人类主要的健康问题之一，影响全球人类的日常生活和身体健康，同时也是我国的常见病和多发病。正所谓病从口入，人体大部分亚健康状态、疾病可能由消化系统直接或间接引起，因此，消化系统在维持人体生命活动中扮演着重要的角色。消化系统疾病涉及范围较广，包括口腔、食管、胃、小肠(十二指肠、空肠、回肠)、大肠(盲肠、阑尾、结肠、直肠、肛管)及肝胆胰等脏器的器质性疾病和功能性疾病。

当今，随着人们生活水平的提高，饮食结构和生活方式的改变，我国消化系统疾病的发病率也日趋上升，并且逐渐呈年轻化趋势，尤其是消化道肿瘤疾病，给人们的健康和经济均带来负担。2022 年 12 月 29 日，《中国消化健康指数 (2022)》正式发布，该指数聚焦十大消化系统常见疾病，包括胃癌、食管癌、结直肠癌、肝癌、胰腺癌、肝硬化、消化性溃疡、胃食管反流病、炎症性肠病和胰腺炎。

本书"消化篇"内容丰富、言语简洁、实用便利，旨在介绍包括上述疾病在内的常见消化系统疾病以及疾病发生的高危因素，帮助大家更好地了解和应对这些常见问题，指导定期体检项目，及早发现异常体征，将疾病控制在萌芽状态，从而为健康保驾护航。"消化篇"科普内容均从各位编者在临床接诊时遇见的常见问题出发，力求在定义准确及紧随专业前沿的基础上，向大众普及消化系统常见疾病等的科学知识，提高大众对消化系统疾病的认识，解决日常健康问题，并提供必要的预防措施，指导就诊和治疗，希望为读者的健康提供一定帮助。

《"健康中国 2030"规划纲要》倡导防治结合的健康理念，本书编者均为富有活力的临床一线医务人员，秉持着"但愿世间人无病，何妨架上药生尘"的医者初心，在本书编写中尤其重视疾病的预防知识。书中提供了诸多实用的预防措施，如保持良好生活习惯、加强锻炼、合理饮食、避免感染等。遵循这些建议，可有效降低泌尿系统与消化系统疾病的发生风险，维护身体健康。在本书编写过程中，编者们参考了大量文献资料，结合临床实践经验，力求内容科学、实用、简明、易懂。期待本书成为泌尿健康领域广大读者的良师益友，为大家的生命之旅带来更多希望与期待。

感谢所有参与本书编写和出版的专家、同人，没有你们的专业知识储备和辛勤付出，本书将无法面世。最后，衷心祝愿每位读者珍惜生命，关注健康，在疾病面前勇敢面对，积极防治。相信通过共同努力，我们一定能战胜病痛，迈向美好未来，愿普天下每个人幸福健康，生活充满阳光。

湖南省人民医院(湖南师范大学附属第一医院)

湘医博士团　泌尿消化专家团队

2024 年 5 月

目　录

第一篇　泌尿篇

第二篇　消化篇

第 一 篇

泌

尿

篇

第一节
泌尿系结石形成的因素与复发预防

一、泌尿系结石形成的高危因素

影响结石形成的因素有很多，包括年龄、性别、种族、遗传、环境（所处的环境温度较高、长期接触铅和镉）、饮食习惯、相关疾病（如维生素 D 水平上升）和职业等。身体代谢异常、尿路梗阻、尿路感染和药物的使用都是结石形成的常见病因。重视这些问题，能够减少结石的形成和复发。

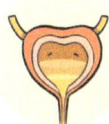 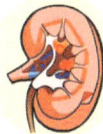 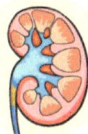 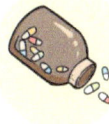

代谢异常　　　尿路感染　　　尿路梗阻　　　药物因素

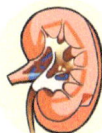 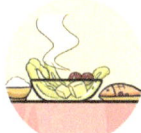

尿路异物　　　　高温　　　　饮食习惯

泌尿系结石形成的高危因素

1. 代谢异常

代谢异常包括尿液酸碱度异常、高钙血症、高钙尿症、高草酸尿症、高尿酸尿症、胱氨酸尿症、低枸橼酸尿症、低镁尿症等。

2. 局部因素

尿路梗阻、感染和尿路中存在异物是诱发结石形成的主要局部因素。尿路梗阻可以导致感染和结石形成，而结石本身也是尿路中的异物，会加重尿路梗阻与感染的程度。

3. 药物因素

药物引起的肾结石占所有结石的 1% ~ 2%。一类为在尿液中浓度高而溶解度比较低的药物，包括氨苯蝶啶、头孢曲松钠、硅酸镁和磺胺类药物等，这些药物本身是结石的成分；另一类为能够诱发结石形成的药物，包括乙酰唑胺、维生素 D、维生素 C 和肾上腺皮质激素等，这些药物在代谢过程中导致了其他成分结石的形成。

二、泌尿系结石的复发预防

我国的泌尿系结石以含钙结石为主，其中草酸钙结石最为高发。草酸钙结石的预防应该从改变生活习惯和调整饮食结构开始，应保持合适的体重、适当的体力活动、营养平衡和增加富含枸橼酸水果的摄入等。只有在改变生活习惯和调整饮食结构后仍无法有效预防草酸钙结石复发时，才考虑应用药物预防。

1. 增加液体的摄入

增加液体的摄入能增加尿量，从而降低泌尿系结石成分的过饱和度，预防结石的复发。推荐每天的液体摄入量在 2.5 L 以上，使每天的尿量保持在 2.0 L 以上(尿比重<1.010)。应避免过多饮用含咖啡因的饮料、红茶、葡萄汁、苹果汁和碳酸饮料；推荐多喝橙汁、酸果蔓汁和柠檬水以及陈醋。饮用富含碳酸氢钠的水是预防草酸钙结石复发的有效措施。

2. 饮食调节

强调维持饮食营养的混合均衡，避免其中某一种营养成分的过度摄入。

(1)正常钙饮食可以更好地预防草酸钙结石复发，推荐多食用乳制品、豆腐和小鱼等食品，成人每天钙的摄入量应为 1~1.2 g。

(2)限制饮食中草酸的摄入，应该避免食用菠菜、甘蓝、杏仁、花生、甜菜、欧芹、红茶和可可粉等富含草酸的食物。其中，菠菜中草酸含量尤其高。

(3)限制钠盐的摄入。高钠导致尿钙排泄增加，尿液中枸橼酸盐减少，尿酸钠晶体形成风险增加。每日氯化钠摄入量不得超过 5 g。

(4)限制蛋白质的过量摄入。高蛋白饮食在引起尿钙和尿草酸盐排泄增多的同时，使尿的枸橼酸盐排泄减少，尿酸排泄增加，降低尿液的 pH，是诱发尿路含钙结石的重要危险因素之一。草酸钙结石患者每天的蛋白质摄入量应该限制在 0.8~1.0 g/kg(儿童时期的蛋白质限制应谨慎)。

(5)减轻体重。推荐草酸钙结石患者进行适当的体育活动，将 BMI 维持在 11~18 kg/m^2。

(6)增加水果和蔬菜的摄入。

(7)增加粗粮(米麸)及纤维素饮食，但要避免食用麦麸等富含草酸的纤维素食物。

(8)减少维生素 C 的摄入。维生素 C 经过自然转化后能够生成草酸。推荐草酸钙结石患者每天维生素 C 的摄入量不超过 1.0 g。

(9)限制高嘌呤饮食，推荐每天食物中的嘌呤摄入量少于 500 mg。富含嘌呤的食物有动物内脏(肝脏及肾脏)、家禽皮、带皮的鲱鱼、沙丁鱼、凤尾鱼等。

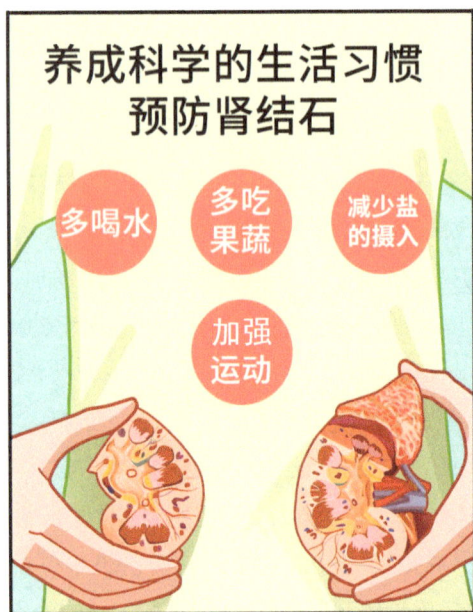

养成科学的生活习惯，预防肾结石

3. 药物预防

（1）碱性枸橼酸盐：能够增加尿枸橼酸盐的排泄，降低尿草酸钙、磷酸钙和尿酸盐的过饱和度，提高对结晶聚集和生长的抑制能力，能有效地减少草酸钙结石的复发。常用的有枸橼酸氢钾钠颗粒 1~2 g，每日 3 次；枸橼酸钾颗粒 1~2 g，每日 2~3 次。

（2）噻嗪类利尿剂：能减轻高钙尿症，适用于伴高钙尿症的草酸钙结石患者。常见用法为氢氯噻嗪片 25 mg，每日 2 次，主要不良反应是低钾血症和低枸橼酸尿症。其与枸橼酸钾颗粒一起应用可以减轻不良反应并增强预防结石复发的作用（需要定期检查皮肤）。

（3）别嘌醇片：别嘌醇片可用于预防伴高尿酸血症的草酸钙结石患者，用法为 100 mg，每日 3 次。对于无法耐受别嘌醇的患者，可以考虑应用二线治疗药物非布司他片。

（4）碳酸氢钠片（小苏打）：用于碱化尿液和低枸橼酸尿症患者，4.5 g/d。

（5）维生素 B_6：维生素 B_6 是体内草酸代谢过程中的辅酶之一，主要用于轻度高草酸尿症和原发性高草酸尿症患者。

（6）中药：目前认为对草酸钙结石具有一定预防作用的中药包括泽泻、胖大海、金钱草、玉米须及芭蕉心等。

（以上药物预防方法，须在医嘱指导下使用）

第二节
哪些泌尿系结石患者可以免除手术之苦

泌尿系结石是泌尿外科的常见疾病。近年来，我国泌尿系结石的发病率呈增加趋势，是世界上三大结石高发区之一。我国泌尿系结石发病率为 $1\% \sim 5\%$；年新发病率为 $(150 \sim 200)/10$ 万人，其中 25% 的患者需住院治疗。

随着经皮肾镜取石术、输尿管肾镜取石术、软性输尿管肾镜碎石术、腹腔镜取石术的陆续出现，泌尿系结石的治疗向微创方向发展。上述治疗方法虽然统称为微创手术，但仍存在由创伤、出血、感染带来的并发症，严重时甚至危及生命。

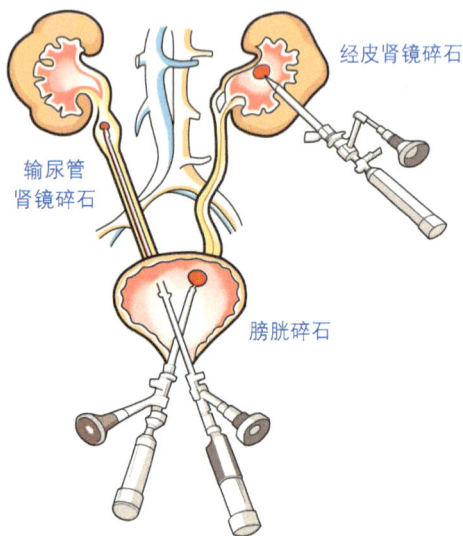

经皮肾镜碎石

输尿管肾镜碎石

膀胱碎石

泌尿系结石的微创手术路径

　　哪些泌尿系结石患者可以免除手术之苦呢？有安全、有效、痛苦小、恢复快和费用又不高的治疗方法吗？

　　答案是肯定的。

　　如果患者的泌尿系结石符合下列特征，可以首先采取排石治疗或体外冲击波碎石术（ESWL）。

一、排石治疗

1. 以下情况可以采取排石治疗

　　（1）结石直径为 0.5~1.0 cm，其中以 0.6 cm 为适宜。

　　（2）结石表面光滑。

　　（3）结石以下尿路无梗阻。

　　（4）结石未引起尿路完全梗阻，停留于局部≤2 周。

　　（5）特殊成分的结石，对尿酸结石和胱氨酸结石推荐采用溶石疗法（此类结石需要经特殊检查确定）。

2. 排石治疗方法

　　（1）每日饮水 2000~3000 mL，昼夜均匀。

　　（2）双氯芬酸钠栓：能够减轻输尿管水肿，减少疼痛发作，促进结石排出。推荐应用于输尿管结石。

　　（3）口服 α 受体阻滞剂（坦洛新/坦索罗辛）：坦洛新可使输尿管下段平滑肌松弛，促进输尿管结石排出。

　　（4）中医中药：治疗以清热利湿、通淋排石为主，佐以理气活血、软坚散结。常用的中成药有尿石通等。

　　（5）溶石疗法：推荐应用于尿酸结石和胱氨酸结石。尿酸结石：口服别嘌醇片，根据血、尿的尿酸值调整药量；口服枸橼酸氢钾钠颗粒或碳酸氢钠片，以碱化尿液，维持尿液 pH 为 6.5~6.8。胱氨酸结石：口服枸橼酸氢钾钠颗粒或碳酸氢钠片，以碱化尿液，维持尿液 pH 在 7.0 以上。

(6)适度运动。

(建议排石治疗 1~2 个月)

二、体外冲击波碎石术

ESWL 是通过体外碎石机产生冲击波，由机器聚焦后对准结石，经过多次释放能量而击碎体内的结石，使之随尿液排出体外。

1. 以下情况可以采取 ESWL

(1)结石的大小：直径≤20 mm 的肾结石可选择 ESWL，直径越小越易排出；直径≤10 mm 的上段输尿管结石首选 ESWL，直径>10 mm 的上段输尿管结石和中下段输尿管结石也可选择 ESWL。

(2)结石的位置：肾盂结石容易粉碎，肾中盏结石和肾上盏结石的疗效较肾下盏结石好，结石在输尿管中位置越低，越易排出。

(3)结石的成分：磷酸铵镁结石和二水草酸钙结石容易粉碎，尿酸结石可配合溶石疗法进行 ESWL，一水草酸钙结石和胱氨酸结石较难粉碎(结石成分需要进行结石分析)。

(4)解剖异常：马蹄肾、异位肾和移植肾结石等肾脏集合系统的畸形会影响结石碎片的排出，可以采取辅助的排石治疗措施。

（5）病程时间和治疗前血尿：病程越短或者治疗前血尿说明结石新近发生，或处于活动期，不易被周围组织机化包裹，与肾盂黏膜粘连轻，或者结石所在肾盏颈未闭合，碎石后容易排出体外。反之则不然。

（6）ESWL 治疗次数和治疗间隔时间：推荐 ESWL 治疗次数不超过 5 次，否则应该选择微创手术治疗。治疗的间隔时间以 10~14 天为宜。

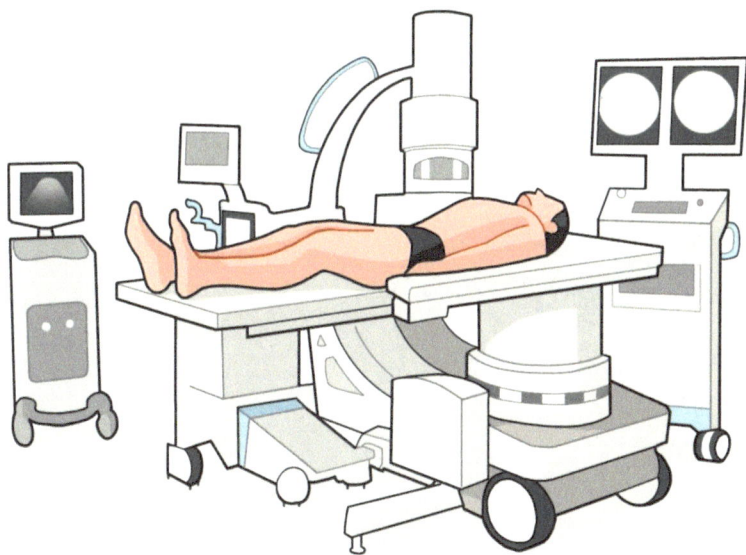

体外冲击波碎石术

2. 注意事项

（1）禁忌证：妊娠、出血性疾病、结石下方梗阻、严重肥胖、骨骼畸形、心力衰竭、严重心律失常和泌尿系活动性结核等。

（2）较大的肾和输尿管结石，可能需要多次碎石。

（3）排石过程中经常会伴随肾绞痛、发热、血尿、石街（碎石堆积）等并发症，从而不得不采取其他外科方法治疗。

（4）有些结石用 ESWL 无法击碎，有些结石被 ESWL 击碎后患者无法自行排出。

临床上，泌尿外科医生经常会遇见一些不适合药物排石和 ESWL，但患者自己要求进行药物排石和 ESWL 的情况，可能会延误治疗，导致病情加重，肾功能受损。请注意，即便适合进行药物排石和 ESWL 的患者，也需要定期复查结石是否完全排出、肾脏积水是否消退。

第三节
慢性前列腺炎患者的健康教育

慢性前列腺炎的病程及治疗周期长，容易反复发作，患者可能出现不同程度的精神压力或心理障碍，并对其生活质量造成严重影响。每一个患者都可能存在诱发或维持前列腺炎症状的独特原因，需要患者自我审查和管理才能达到最佳疗效。健康教育的内容主要包括以下方面。

（1）疾病相关知识。告知患者前列腺炎是一种常见病，不威胁生命，不影响重要脏器功能，部分患者可自行缓解，并非所有患者都需要治疗。应告知患者治疗目标是改善症状、提高生活质量，而不是降低白细胞计数。

（2）培养好的生活及工作习惯。教育患者培养好的生活及工作习惯是个体化治疗的重要体现。好的生活及工作习惯包括戒酒和辛辣食物、避免久坐、多饮水、进行规律的性生活、不故意憋尿和控制延迟射精、注意下腹保暖、缓解压力和紧张、加强体育锻炼等。

（3）心理疏导。在与患者沟通过程中，医生应全面了解患者的心理状态和需求，有针对性地进行疏导，重点告知或提示患者关心的事项：慢性前列腺炎是常见病，虽病情反复，但并非疑难、不治之症；部分前列腺炎患者可能有精液异常，但影响生育的患者比例没有明显高于一般人群；没有证据表明前列腺炎会直接造成性欲减退、勃起功能障碍（ED）和早泄（PE）等。鼓励患者放松心情，保持积极的生活态度，坚持正常工作与学习，不要过度关注前列腺炎引起的临床症状。

（4）坚持规范治疗。强调服从医嘱的重要性和必要性。慢性前列腺炎的治疗目标主要是缓解疼痛，改善排尿症状，提高生活质量。慢性前列腺炎治疗周期较长，患者应保持耐心、坚持治疗，不要随便更换治疗方案。

有针对性地进行健康教育，普及相关知识，可在很大程度上缓解患者的恐惧心理，减轻躯体症状；通过随访（随访间隔以 2～4 周为宜，或嘱患者症状发生变化时随时就诊），根据治疗效果及时调整个体化治疗方案，可最大程度提高治疗效果。

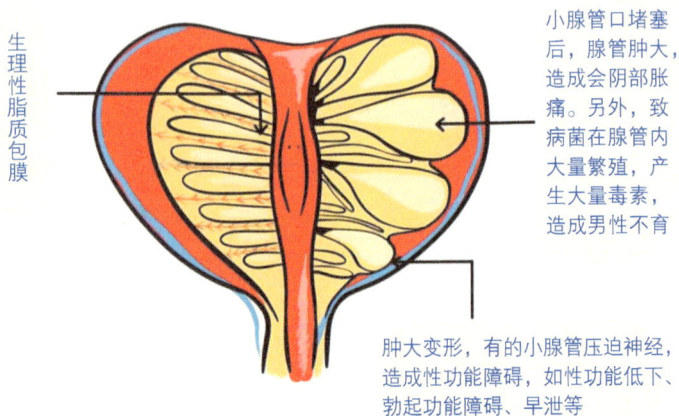

生理性脂质包膜

小腺管口堵塞后，腺管肿大，造成会阴部胀痛。另外，致病菌在腺管内大量繁殖，产生大量毒素，造成男性不育

肿大变形，有的小腺管压迫神经，造成性功能障碍，如性功能低下、勃起功能障碍、早泄等

慢性前列腺炎难治愈的三大原因

一、慢性前列腺炎伴发的性功能障碍问题

1.慢性前列腺炎伴发性功能障碍的原因

(1)慢性前列腺炎伴勃起功能障碍。

慢性前列腺炎与 ED 有关联，但其机制尚不明确。一般认为可能与下列因素有关。

①由于前列腺紧密毗邻与勃起相关的神经血管束，检查显示患有慢性前列腺炎时，前列腺实质及其周围神经、血管也会发生充血和炎症细胞渗出，炎症通过影响平滑肌舒张和前列腺微血管改变来影响阴茎海绵体窦组织的充血勃起以及硬度的维持。

②全身因素主要包括内分泌激素水平异常和精神心理因素等。有一项研究报道慢性前列腺炎患者血清中雄烯二酮和睾酮水平较高而皮质醇含量较低。慢性前列腺炎/慢性骨盆疼痛综合征(CP/CPPS)引发的长期盆底疼痛不适会使患者产生焦虑、紧张的情绪，甚至出现抑郁，而这种长期的负面情绪会导致 ED 的发生。

(2)慢性前列腺炎伴早泄。

许多慢性前列腺炎患者伴 PE。临床上，前列腺炎症状改善时，不少患者自觉其 PE 症状也有好转。

慢性前列腺炎伴 PE 的机制不明，可能是有前列腺炎症时，产生的细胞因子/趋化因子刺激前列腺及其周围神经，引起性兴奋阈值下降以及调控射精反射的神经功能改变，从而导致 PE。慢性前列腺炎患者反复出现的射精疼痛容易引发患者的焦虑、抑

郁情绪，而后者又常可导致 PE 的发生。

2.慢性前列腺炎伴性功能障碍的治疗

关于慢性前列腺炎伴性功能障碍的治疗，可先单纯针对慢性前列腺炎进行治疗。临床上应用 α 受体阻滞剂（坦洛新缓释片）和(或)盆底物理治疗慢性前列腺炎时，其伴随勃起功能障碍或早泄的症状也可得到不同程度的改善。若单用上述方法治疗 1~3 个月，其 ED 和(或)PE 症状无明显改善，建议在医嘱下采取联合治疗(ED 的联合治疗：联合口服 5 型磷酸二酯酶抑制剂、心理社会咨询、睾酮替代疗法、前列地尔经尿道给药、真空勃起装置疗法、海绵体内药物治疗等；PE 的联合治疗：联合性心理认知行为治疗、口服 SSIR 药物和表面麻醉药物、病因治疗等)。

二、慢性前列腺炎与男性不育的关系

慢性前列腺炎是男性泌尿生殖系统最常见的疾病，它不是单一的疾病，而是一组临床综合征，表现为尿频、尿急、尿痛、排尿困难、尿不尽等排尿异常症状，会阴部、下腹部、阴茎、阴囊、腰骶部等部位不适或疼痛，对其心理健康造成重大危害，甚至造成婚姻和家庭的破裂，严重影响患者的生活质量。

1.慢性前列腺炎是引起男性不育的因素

精液是由精子和精浆组成的混合物，精浆部分则是由前列腺液、精囊液和尿道球腺分泌的少量液体一起组成的。其中前列腺液约占2/3，精囊液约占1/3。精浆是输送精子的必需介质，并为精子提供能量和营养物质。精浆的主要成分是水，约占精浆总量的 90% 以上，其次有糖类、电解质、酶类、维生素等。精浆中主要阳离子是 K^+、Na^+、Ca^{2+}、Zn^{2+}、Mg^{2+} 等，主要阴离子是蛋白质和柠檬酸根离子，Cl^- 含量较少。精浆的这些成分是保证精子生存与活动的物质基础。影响男性生殖的环节很多，主要有男性生殖系统的神经内分泌调节，睾丸的精子发生，精子在附睾中成熟，精子在排出过程中与精囊、前列腺分泌的精浆混合而成精液，精子从男性生殖道排出体外并输入女性阴道内，精子在女性输卵管内与卵子受精等环节。这些环节中的任何一个受到疾病或其他因素的干扰和影响，都可产生生育障碍。慢性前列腺炎是引起男性不育的一个重要因素。

2. 慢性前列腺炎引起男性不育的机制

对于慢性前列腺炎引起男性不育的机制尚不十分清楚，它大致有三种。

（1）慢性前列腺炎通过降低精子密度、影响酶活性、增加凝固因子、延长精液液化时间（超过 60 分钟）、增加精液黏稠度、降低精液 pH、减少微量元素等因素影响精子质量。

（2）慢性前列腺炎通过病原体感染因素，趋化白细胞，使精子的活力下降、数量减少、畸形发生率增加。

（3）慢性前列腺炎通过免疫机制使患者自身机体免疫反应增强，降低精子活力，抗精子抗体生成使精子凝集损伤甚至死亡。

精液常规报告的重要指标及参考值

指标	正常范围(参考值)
颜色	灰白色或乳白色
精液量	2~6 mL
液化时间	5~30 min
酸碱度(pH)	7.2~8.0
精子密度	≥2000 万个/mL
精子活力	A 级≥25%，A 级+B 级≥50%
精子存活率	>60%
精液黏稠度	≤2 cm

3. 慢性细菌性前列腺炎

这类患者精液不液化的比例较高，精子功能较弱，不育率较高。相对于慢性非细菌性前列腺炎，慢性细菌性前列腺炎对男性生育能力造成的不良影响更大。原因如下。

（1）慢性细菌性前列腺炎患者精液中的白细胞较非细菌性前列腺炎的多，增多的白细胞能够直接对精子的形态及功能产生影响，还能够通过吞噬、氧化应激及细胞因子等的作用对精子 DNA 造成损伤。

（2）发生慢性细菌性前列腺炎时，细菌不仅可直接对精子产生不良影响，还可引起生殖免疫反应，使睾丸生精功能发生障碍，导致不育。

（3）慢性细菌性前列腺炎可导致体液及细胞免疫异常，从而影响精液的质量及精子的功能。

（4）前列腺液是构成精液的重要成分，慢性细菌性前列腺炎能降低其抗氧化能力，从而影响精液中精子的存活率及精子的功能。

（5）慢性细菌性前列腺炎患者血清睾酮水平明显降低，促卵泡激素水平升高，导致内分泌功能紊乱，从而影响患者的生育能力。

第四节
排尿困难与前列腺增生

电视剧《都挺好》里的主人公苏大强因为夜间频繁上厕所被儿子苏明成吐槽，这个让人爱恨交加的老头儿因为平常"作"惯了，从而让许多观众也认为这只是他一贯的"作"法，却忽视了这可能是一种疾病的征兆。老年男性夜间尿频，可能是前列腺疾病在"作怪"。这是一种困扰了许多中老年男性的疾病——前列腺增生。

据统计，51~60 岁男性患病率为 40%~50%，80 岁以上男性患病率在 80% 以上，大约有 50% 的患有前列腺增生的男性会出现排尿困难。

一、前列腺是个什么样的器官

前列腺是男性生殖器附属腺中最大的实质性器官，分泌前列腺液组成精液；有尿道和射精管穿过前列腺，有控制排尿和排出精液(与射精有关)的功能；腺内含有丰富的 5α-还原酶，在前列腺增生发病中起重要作用(药物非那雄胺可以抑制这个酶发挥作用)。

二、前列腺增生是一种病吗

前列腺增生是引起中老年男性排尿障碍最为常见的一种良性疾病。它主要表现为前列腺增大，导致膀胱排尿受阻，产生尿频、尿分叉、尿不尽等症状。

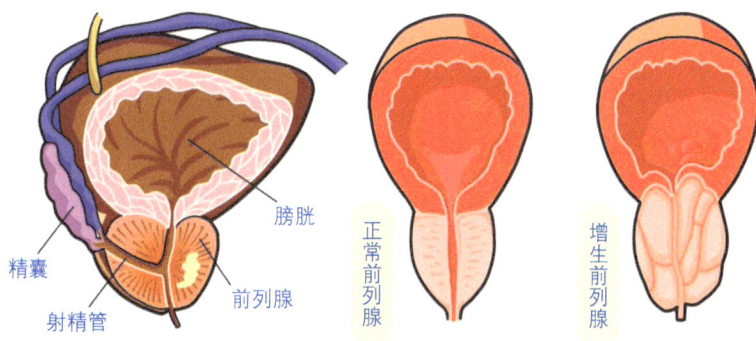

精囊
射精管
膀胱
前列腺
正常前列腺
增生前列腺

前列腺的解剖示意图

三、前列腺增生常常出现哪些症状

（1）最早会出现夜尿次数增多，≥2次。

（2）会出现排尿等待时间延长，尿线变细、无力，射程短（常常弄湿裤脚），排尿费力，排尿不尽。

（3）严重时会出现憋不住尿（尿失禁）、尿血等。

四、为什么要检查前列腺特异性抗原

因排尿不畅去医院看病时，除了 B 超、小便等常规检查，还一定要检查前列腺特异性抗原（PSA）。这是一种筛查前列腺癌的指标。

五、怎样治疗前列腺增生

1. 改变生活方式

避免久坐不起，改变饮食习惯（避免暴饮暴食、饮酒、食用刺激性食物），合理饮水（夜间和公共场合限制水摄入量，但每日水摄入量不应少于 1.5 L）。

2. 药物治疗

服用坦洛新缓释片+非那雄胺（医生处方的经典药物），须长期服药，服用 6 个月，前列腺体积可以缩小 20%。

3. 手术治疗

因前列腺增生明显影响生活质量的患者可选择手术微创治疗，如出现 2 次以上导尿（尿潴留）、反复血尿、反复尿痛发热、膀胱内长结石，并发有肾脏积水、出现疝气等，建议及早手术治疗。

如果前列腺增生梗阻明显，却未及早处理，导致结石复发，那么膀胱功能将会严重损伤，出现肾脏积水，肾功能就会下降，最终可能需要进行膀胱造口终身携带尿管。

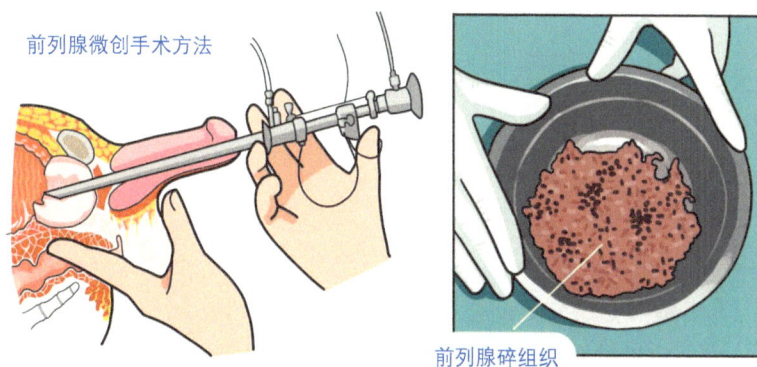

前列腺微创手术方法

前列腺碎组织

前列腺增生微创手术方法和切除的增生组织

六、如何预防和延缓前列腺增生

前列腺增生发展缓慢,从中年开始预防效果更好。

(1)防止受凉,忌酒,少食辛辣刺激食物,不可憋尿。

(2)劳逸结合,不可过劳,避免久坐,经常参加适度体育锻炼。

(3)多吃水果蔬菜(如番茄、苹果)、坚果,适量饮水。

(4)防止性生活过度,警惕手淫行为。

第五节
教你读懂体检报告
——肾囊肿

肾囊肿是最常见的良性肾脏疾病类型，超过 70% 患者没有任何症状。其在人群中的发病率为 5%，男、女比例为 2：1。其中儿童发病的可能性较小，发病率随年龄增加而增加，60 岁以上的人群中至少有 1/3 发生肾脏囊性病变，65% ~ 70% 的患者是健康检查或者进行其他检查时偶然发现的。

一、肾囊肿的危险因素

肾囊肿又称肾脏囊性病变，可单发或多发于一侧肾脏，亦可多发于两侧肾脏。单纯性肾囊肿的发病机制尚不十分明确，一些肾囊肿是肾小管和集合管扩张而来。Gardner 提出肾小管扩张到正常（200 μm）的 4 倍即可称为囊肿。囊肿常无明显症状，少数囊肿可引起症状。其中腰痛最常见，血尿、高血压、胃肠道迷走神经症状、囊肿破裂、肾盂积水等情况少见，偶尔还可伴发红细胞增多症。当囊肿直径小于 4 cm 且无明显不适症状时一般不予处理，但应定期随诊，观察其大小、形态及内部质地的变化。当囊肿直径大于 4 cm 或直径小于 4 cm 合并明显症状时应考虑手术治疗。

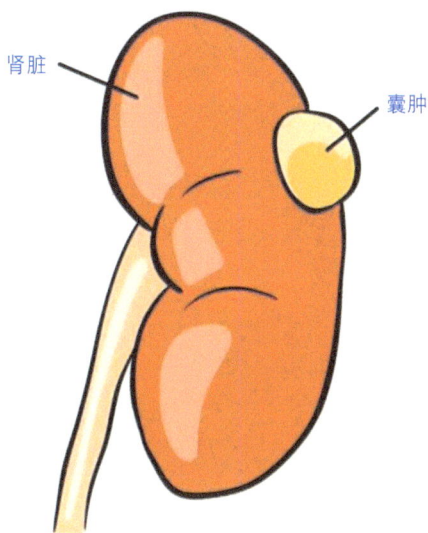

肾脏

囊肿

单纯性肾囊肿示意图

二、肾囊肿的检查手段

B超为肾囊肿首选检查方法。B超检查区别囊性和实质性占位病变的准确率可能在98%以上。典型的B超表现为内部无回声的空腔，囊壁光滑而边界清楚，回声增强。

B超不能确定者，CT对肾囊肿的诊断具有更高的价值。典型表现为边界锐利的球形肿物，壁薄而光滑，均质，边缘整齐，CT值低，静脉注射造影剂后CT值不增强。

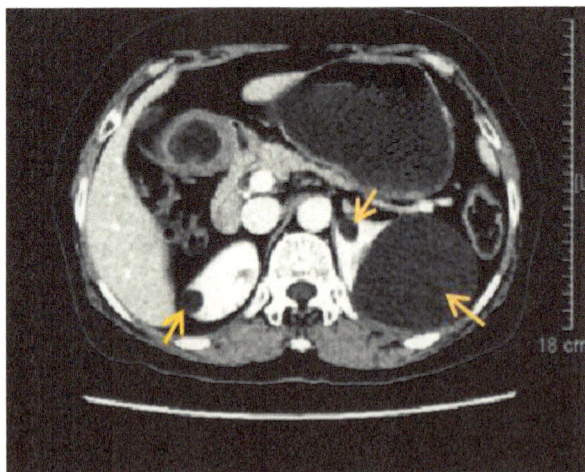

多发性肾囊肿增强 CT 影像

三、怎样的肾囊肿需要引起重视(供专业医生阅读)

肾脏囊性病变可分为单纯性肾囊肿和复杂性肾囊肿。Bosniak 于 1986 年提出基于 CT 检查的肾脏囊性疾病的实用分类。Ⅰ型：完全均匀、水样密度影(CT 值为 0～20 HU)，囊壁光滑无增厚，内无分隔且不强化。Ⅱ型：良性病变，CT 显像包括有分隔(厚度<1 mm)、小的钙化(1～2 mm)、高密度(CT 值>20 HU)。ⅡF 型(中度复杂肾囊肿)：囊壁有钙化，有结节，囊间隔轻度强化，特别是伴有钙化的囊肿。此类囊肿需要密切随访，随时间推移，疾病进展，这类囊肿中约有 15% 将发展为更高级别。Ⅲ型：更加复杂的病变，不容易区分良恶性，囊壁增厚且伴有钙化，较

Ⅱ型囊间隔多不规则及薄厚不均(多>1 mm)或结节样改变,增强扫描可见有所强化。此类肾脏囊性病变中约54%是恶性的,治疗原则等同于肾肿瘤。Ⅳ型:典型恶性病变,有大的囊性成分,边缘不规则,由血管的窦性成分(CT值大多为20~70 HU)。大多数是恶性的,80%~90%的肾脏囊性病变是肾透明细胞癌,通常建议行腹腔镜下根治性患侧肾切除手术或腹腔镜下肾部分切除手术。

四、病理诊断(供专业医生阅读)

对于复杂性肾脏囊性病变良恶性判断的金标准仍然是病理学检查。细针穿刺活检可能造成囊肿破裂、出血、感染等相关并发症,极少数还会导致肿瘤细胞种植或针道转移。欧洲泌尿外科协会(EAU)建议停止经皮穿刺活检用于肾脏囊性病变良恶性的诊断。Algaba报道冷冻切片的漏诊率为20%~37%,误诊率为0~34%,认为术中冷冻切片对肾脏囊性恶性病变的诊断不够明确,但可以明确肿瘤细胞是来源于尿路上皮还是肾癌细胞浸润。

五、肾囊肿有哪些手术方式

1.B超引导下肾囊肿穿刺硬化术

在彩超引导下囊肿穿刺的成功率得到明显提高,手术操作快捷、方便,可在门诊行手术治疗,但复发率高达32.7%,不适用于肾盂旁囊肿,且可能出现发热、肾周血肿,甚至误穿到肠管等,随着腹腔镜下肾囊肿去顶术的发展，现已较少使用。

2.腹腔镜下肾囊肿去顶术

这是目前治疗肾囊肿的金标准。但此手术方式需要全身麻醉，术者需具备熟练的腹腔镜操作技术，同时术中可能出现皮下气肿，手术费用较高。腹腔镜下肾囊肿去顶术因其高效性、安全性而在临床上备受推崇。其治愈率为 95%～100%。

3.经皮肾镜肾囊肿破囊去顶术

这是一种新型的治疗背侧或靠近背侧肾囊肿的手术方式。多项研究比较认为此手术方式具有微创、操作简单、术后恢复快等特点，但是临床上尚未广泛应用，其安全性、疗效及远期并发症等存在一定争议。

4.经输尿管软镜肾囊肿内切开引流术

它主要适用于肾盂旁囊肿。因肾盂旁囊肿位置接近集合系统，通过肾盂旁囊肿内引流具有一定的优势，有效率约为 85%，术中寻找囊肿部位是关键。

第六节
女性压力性尿失禁的那些事儿

　　压力性尿失禁是影响女性生活质量的常见疾病，表现为在打喷嚏、咳嗽、大笑或运动等腹压增高时尿液不自主地从尿道外口漏出，在 50~59 岁年龄段患病率最高，为 28%。长期以来，女性对排尿异常羞于启齿，导致女性压力性尿失禁就诊率低。随着人民生活水平的迅速提高，越来越多的患者寻求治疗以改善症状、提高生活质量。

一、尿失禁的危险因素

1. 年龄

　　尿失禁的发生率和严重程度均随着年龄的增长而增加。老年人压力性尿失禁的发生率趋缓，可能与其生活方式改变有关，如日常活动减少等。

2. 生育

　　产次增加、生育年龄过大、经阴道分娩、出生婴儿体重大于 4000 g、使用助产钳技术等均与压力性尿失禁有明显相关性。

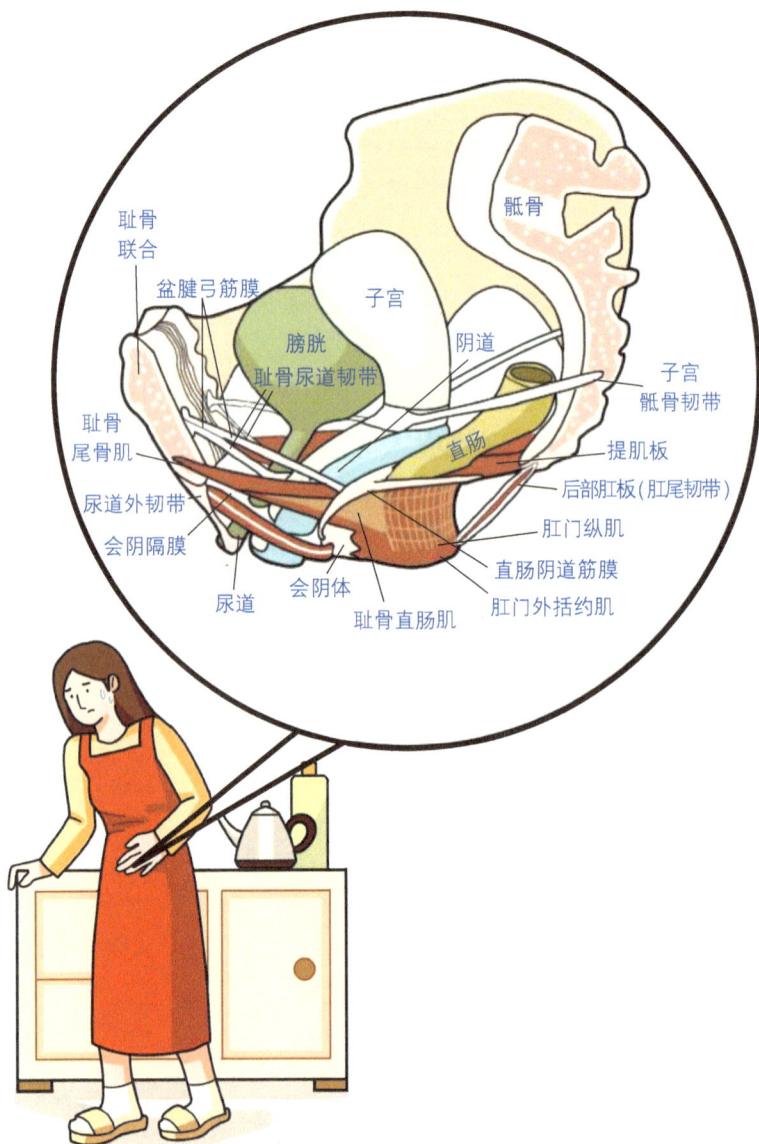

耻骨
联合

盆腱弓筋膜

膀胱
耻骨尿道韧带

耻骨
尾骨肌

尿道外韧带

会阴隔膜

尿道

会阴体

耻骨直肠肌

子宫

阴道

骶骨

子宫
骶骨韧带

直肠

提肌板

后部肛板(肛尾韧带)

肛门纵肌

直肠阴道筋膜

肛门外括约肌

压力性尿失禁与盆腔脏器脱垂影响女性健康

3.盆腔脏器脱垂

压力性尿失禁与盆腔脏器脱垂严重影响中老年女性的健康和生活质量，两者常伴随存在。

4.肥胖

减轻体重可改善症状。

5.其他

与家族史、吸烟、糖尿病、盆腔手术、围绝经期、慢性便秘、参与高强度活动有关。

二、生活方式的调节

1.减少咖啡因的摄入

咖啡因是一种黄嘌呤生物碱化合物，是常食用的兴奋剂之一。它不仅存在于咖啡中，还存在于茶、碳酸饮料、软饮料、巧克力当中。减少咖啡因摄入可以改善尿频和尿急症状，但不能改善尿失禁症状。

2.体育锻炼

有规律、定期地进行体育锻炼可以加强盆底肌肉组织，并可能降低尿失禁的发生风险，尤其是压力性尿失禁。中等强度的运动可以降低中老年女性尿失禁的发生率。久坐不动的生活方式可导致尿失禁的发生风险升高。

3.限制液体摄入量

限制液体摄入量是缓解尿失禁患者症状的常用策略。液体总摄入量减少 25%，患者尿频、尿急、夜尿症状显著减少。

4. 减重

肥胖特别是腹部肥胖是女性压力性尿失禁重要的独立危险因素。鼓励患有任何类型尿失禁的肥胖女性减重（>体重的 5%）。手术减重对尿失禁同样有改善作用。

5. 限制吸烟量

每天吸烟超过 20 支者，可能会加重压力性尿失禁的程度。没有证据表明戒烟会改善压力性尿失禁症状。

6. 盆底肌训练

盆底肌训练通过自主的、反复的盆底肌肉群的收缩和舒张来改善盆底功能，提高尿道稳定性，达到预防和治疗尿失禁的目的。方法：持续收缩盆底肌（提肛运动）2~6 秒，松弛休息 2~6 秒，如此反复 10~15 次，每次训练 3~8 次，持续 8 周或更长时间。

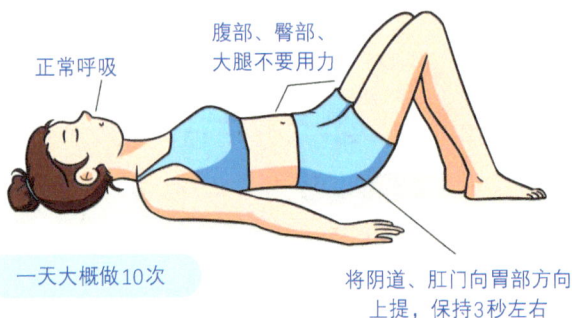

正常呼吸

腹部、臀部、大腿不要用力

一天大概做10次

将阴道、肛门向胃部方向上提，保持3秒左右

盆底肌训练

7. 自我护理

保持乐观、稳定的心理状态；给予易消化、易吸收、高纤维素、高维生素饮食；避免过冷、过热、辛辣等刺激性强的食物，保持大便通畅；预防感染，每日清洗会阴。

8. 心理疏导

向患者及家属说明本病的发病情况及主要危害，以解除其心理压力。

三、严重程度评估

1. 临床症状

轻度：一般活动及夜间无尿失禁，腹压增加时偶发尿失禁，无须佩戴尿垫。

中度：腹压增加及起立活动时，有频繁的尿失禁，需要佩戴尿垫生活。

重度：起立活动或卧位体位变化时即有尿失禁，严重地影响患者的生活及社交活动。

2. 排尿日记

连续记录 72 小时排尿情况，包括每次饮水时间、饮水量、排尿时间、尿量、尿失禁时间和伴随症状等。

3. 尿垫试验：1 小时漏尿试验（称重）

轻度：1 小时漏尿<1 g。

中度：1 g≤1 小时漏尿<10 g。

重度：10 g≤1 小时漏尿<50 g。

极重度：1 小时漏尿≥50 g。

尿失禁问卷表（ICI-QSF）

四、手术治疗（药物治疗方式请咨询医生）

1. 压力性尿失禁治疗的适应证

（1）非手术治疗效果不佳或不能坚持、不能耐受、预期效果不佳的患者。

（2）中重度压力性尿失禁，严重影响生活质量的患者。

（3）生活质量要求较高的患者。

（4）伴有盆腔脏器脱垂等盆底功能病变需行盆底重建同时存在压力性尿失禁的患者。

2. 疗效判定

完全干燥为治愈；尿失禁症状减轻为改善；尿失禁症状不减轻甚至加重为无效。

第七节
"肾斗士"的日常
——揭秘肾癌

癌症，一般指恶性肿瘤。癌症与良性肿瘤相比具有以下特征：生长迅速，易发生转移，且发生转移后危险性大大增加，易复发，会使患者脏器受损最终导致死亡。

肾脏为成对的扁豆状器官，约拳头大小，位于腰背部、脊柱的两旁。肾癌发病率占成人恶性肿瘤的 2%～3%，发病高峰在 60～70 岁，男、女发病率之比约为 2∶1。

一、易患肾癌因素

1. 生活因素

(1)年龄：随着年龄的增长，罹患肾癌的风险也在增加。

(2)男性：男性更容易罹患肾癌。

(3)吸烟：吸烟比不吸烟者更容易罹患肾癌。戒烟后，患病风险会降低。

(4)肥胖：肥胖者比正常体重者更容易罹患肾癌。

(5)特殊职业(重金属、化工行业等)。

2.疾病相关

（1）高血压、糖尿病等基础疾病：高血压和高血糖可增加罹患肾癌的风险，具体原因还不清楚。

（2）多囊肾、慢性肾病透析等也可能增加罹患肾癌的风险。

（3）遗传性肾细胞癌：具有一些遗传病的人有可能会罹患一种或多种肾癌。

二、肾癌常见症状

部分患者会出现尿血或尿检红细胞增多、腰痛、疲劳、低热、下肢浮肿等症状，出现以上症状后需要进行影像学检查确定是否有肾脏肿块。肾癌早期阶段没有症状，仅能通过影像学检查发现。

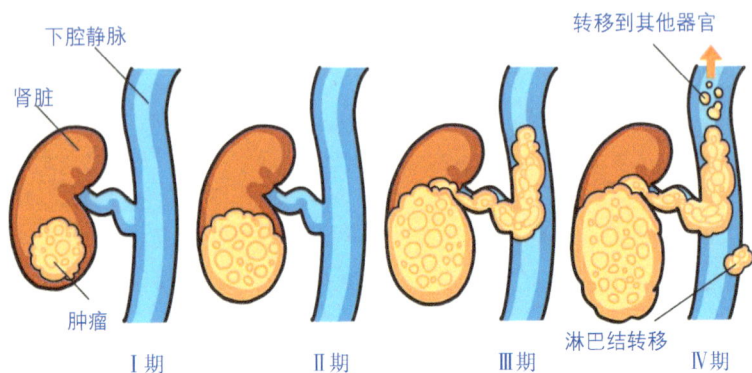

肾癌的解剖示意图

三、肾癌的诊断

由于肾癌早期一般没有任何症状，故不易诊断，主要依靠影像学检查发现，多为体检时发现。影像学检查主要包括腹部 B 超或彩超、腹部 CT 平扫和增强扫描及磁共振成像（MRI）检查等。

晚期肾癌会出现"肾癌三联征"：血尿或尿中带血；腹痛，肾脏区域（肋腰处）疼痛；腰腹部触及肿块。

四、预防措施

采取措施改善健康状况，有助于降低罹患肾癌的风险。因此，为降低风险，可尝试采取以下措施。

（1）如果吸烟的话，请戒掉。

（2）多吃水果和蔬菜。

（3）保持正常的体重。

（4）控制高血压、高血糖，保持血压和血糖的稳定。

（5）减少或避免与环境中有毒物质的接触。

（6）进行常规体检，及早发现、及早处理基础疾病。

第八节
无痛性血尿
——警惕膀胱肿瘤

尿液中带有红细胞的症状称为血尿。血尿分为肉眼血尿和镜下血尿。肉眼血尿，是指肉眼看到血样或呈洗肉水样尿，仅在显微镜下才能发现红细胞增多者称为镜下血尿。

有了血尿一定是得了重病吗？

值得注意的是，尿为红色，并不代表就是血尿。血尿的必要条件是尿里有红细胞，经常有朋友吃红心火龙果等红色食物过多，也会引起尿色红，这是因为花青素摄入过多，超过了人体吸收能力，并不是真正的血尿。

一、血尿的可能原因

引发血尿的疾病，98%以上是泌尿系统疾病，如泌尿系肿瘤、结石、炎症、泌尿系感染、先天性畸形等都可能引起血尿。另外，一些泌尿系统器官的邻近脏器发生病变，也可能导致血尿，如消化道肿瘤、生殖器官感染等。

一些全身性疾病、血液系统疾病也可能会并发血尿，如败血症、出血热、猩红热等。某些药物、化学物质刺激也可能导致血尿发生。平时运动不多的人，剧烈运动之后也可能出现血尿。

二、血尿与膀胱肿瘤

出现血尿后，应该结合身体出现的合并症状分析原因，如为无痛性血尿，则膀胱肿瘤的可能性比较大，应该到医院进行规范排查。膀胱肿瘤几乎 90% 以上是尿路上皮癌，因此膀胱肿瘤的早诊断、早治疗非常关键。

膀胱肿瘤筛查手段包括病史询问、体格检查、实验室检查、B超和 CT 等影像学检查。确诊膀胱肿瘤的金标准是膀胱镜检查。

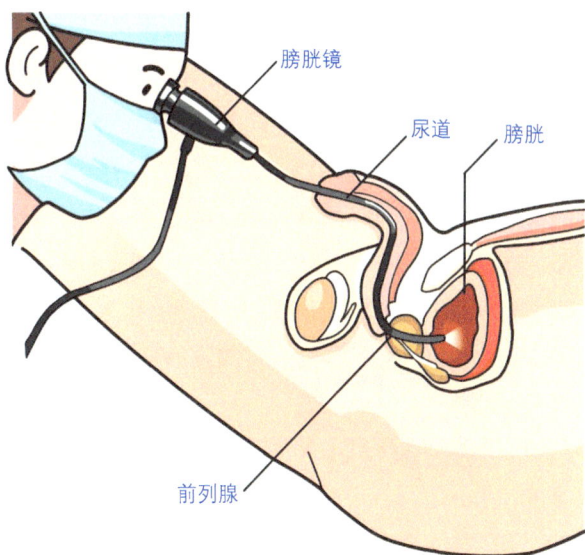

膀胱镜检查

第九节
神秘的"懒癌"
——探秘前列腺癌

前列腺是男性特有的一个器官，位于盆腔深处。前列腺癌是发生于前列腺上皮的一种恶性肿瘤。

近年来，前列腺癌在全球范围内一直保持着高发态势。就发病率而言，其在男性肿瘤中位居第二，仅次于肺癌。在中国，前列腺癌的发病率较全球数据低，但在中国泌尿男生殖系肿瘤中则位居第一，且每年都在快速增长。在前列腺癌的高发因素中，年龄、种族、生活方式改变、家族遗传等因素影响较大。目前已经被确认的外源性危险因素包括雄激素及雌激素等水平的紊乱；另外，炎症也可能是诱发前列腺癌的因素之一。除了上述危险因素外，人们的饮食习惯，例如高动物脂肪饮食，维生素 E、硒、木脂素、异黄酮的摄入量不足等也是前列腺癌的危险因素。

一、前列腺癌致命吗

很多人"谈癌色变"，认为一旦罹患癌症就意味着离死亡不远了。但其实随着医疗水平的不断提高，人们对肿瘤疾病的认识在不断加深。每类肿瘤都有其自身的特性，对于一些恶性程度较高的癌症，如胰腺癌，其患者的生存期确实较短；而对于一些恶性程度不高的肿瘤，例如甲状腺癌、前列腺癌，很多患者都可以实现长期生存。

有许多人们熟知的名人，如南非前总统曼德拉、"股神"巴菲特、传媒大亨默多克、作家李敖等都是前列腺癌患者。虽然得了前列腺癌非常不幸，但由于前列腺癌进展速度较为缓慢，早期（局限于前列腺内）患者大部分可以通过手术治愈。欧洲的统计结果显示，在所有前列腺癌中约有40%为惰性前列腺癌。所谓惰性前列腺癌，即患者可能确诊后终身携带肿瘤，但其并不会对患者的生存和健康构成任何影响。有些患者可能一辈子都不知道自己罹患前列腺癌。因此，前列腺癌是一种"懒癌"，相比肺癌、肝癌等高度恶性的癌症，也是不幸中的万幸。

二、前列腺癌的早筛早诊

既然前列腺癌早期治疗效果比较好，那么，如何早筛早诊前列腺癌就非常重要了。前列腺癌患者一般早期几乎没有任何临床症状，直到肿瘤发展到较晚期才会出现比较明显的症状。其实前列腺癌的早期筛查非常简单，通过抽血检查前列腺特异性抗原（PSA）可查出高风险人群。

PSA具有组织特异性，即PSA只存在于人的前列腺中，其他器官发生肿瘤不会引起PSA水平的上升，只有前列腺疾病才会导致PSA水平的上升，因而PSA是一个非常敏感的肿瘤标志物。那么，PSA水平上升一定是得了前列腺癌吗？

虽然PSA非常敏感，但不是所有的PSA水平上升都是由前列腺癌导致的。例如，年轻男性经常罹患的前列腺炎症，以及前列腺增生、前列腺相关操作等，都可以引起 PSA 水平的上升。确诊前列腺癌需要进行前列腺穿刺活检，经病理检测进行确诊。早在 10 多年前，欧洲的一项研究显示，对 PSA 水平上升的患者进行穿刺活检后，约有 75% 的患者都为良性，即 75% 的患者没有必要进行穿刺活检。而前列腺穿刺有可能造成感染、出血、疼痛等并发症，存在一定的风险。

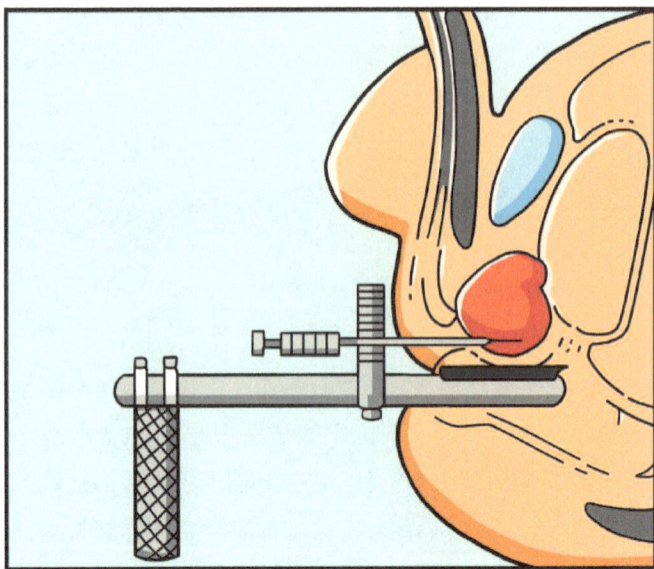

超声引导下经会阴前列腺穿刺活检

为了更好地在 PSA 水平上升人群中筛查出前列腺癌患者，目前临床上有很多手段有助于早期诊断，例如多参数 MRI、前列腺癌风险计算器等。

其中多参数 MRI 是一种影像学检查，可以很好地显示前列腺中的可疑部位。其与实时 B 超相结合，可以对重点区域进行精准穿刺，极大提高了高风险患者前列腺癌的检出率。

三、如何预防前列腺癌

1. 早期检查是关键

直肠指检与 PSA 检查是目前公认的早期发现前列腺癌的简单、方便的初筛方法。建议 50 岁以上男性每年接受直肠指检、PSA 检查，但是家族中有前列腺癌病例者，应该提早自 45 岁开始每年进行一次检查。

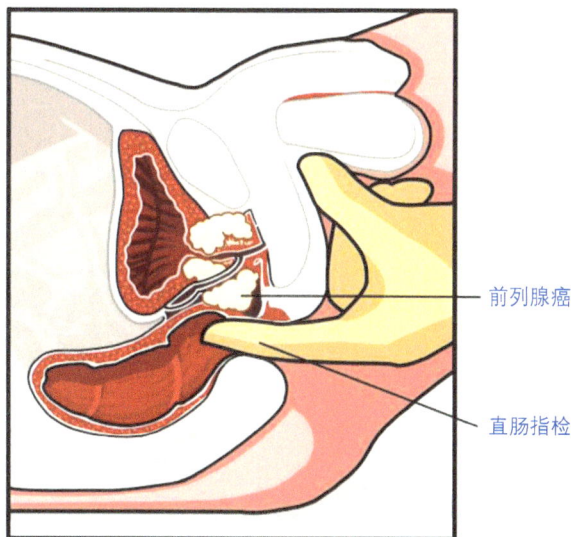

前列腺癌

直肠指检

直肠指检

2.合理饮食，食物多样化

（1）多吃豆类和蔬菜，每天食物中谷类、蔬菜、水果应占2/3以上，主食粗、细粮搭配，荤素兼有；每天还可以吃点亚麻籽、番茄，番茄中含有番茄红素，对前列腺癌有防治作用。

（2）高蛋白饮食以鱼类为主，避免高脂饮食。

（3）戒烟限酒，保持合适的体重，坚持适当运动，拥有积极向上的心态。

第十节
"蛋蛋"的忧伤
——关于睾丸肿瘤的那些事

一、什么是睾丸肿瘤

睾丸肿瘤也是"专属"于男性的肿瘤，一般为恶性肿瘤。睾丸恶性肿瘤约占全身恶性肿瘤的1%。其发病人群主要是15~39岁处于生育高峰期的年轻男性。与其他恶性肿瘤一样，导致睾丸肿瘤的因素也是非常复杂的，其中隐睾和异位睾丸是关键的致病因素。睾丸肿瘤的病理类型包括生殖细胞肿瘤、非生殖细胞肿瘤和继发性肿瘤，其中以生殖细胞肿瘤最为多见。睾丸肿瘤一旦发生，约有一半的患者会出现淋巴结转移。如果不及时治疗，很有可能就会迅速扩散并危及生命。因此，早期发现和积极干预是治疗睾丸肿瘤的关键。

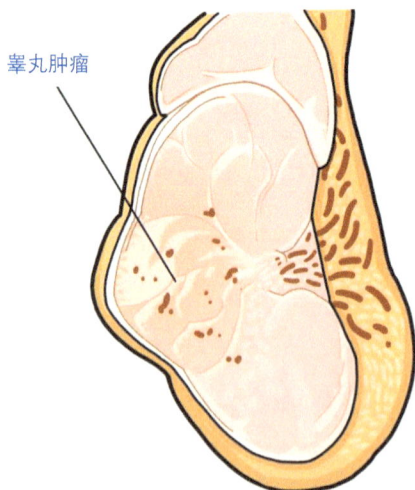

睾丸肿瘤

睾丸肿瘤

二、睾丸肿瘤早期有哪些迹象

睾丸位于阴囊内，容易触摸，所以睾丸肿瘤早期比较容易发现。它可能会出现下列症状。

1. 睾丸肿大

肿大的形状并不均匀，有时很不规则，患有肿瘤的一侧睾丸可能肿大很明显。

2. 睾丸质地坚硬

用手触摸睾丸呈石块状，质地很硬，这与普通睾丸发生炎症时睾丸呈均匀性肿胀和质地较软有显著差别。尽管睾丸很硬,但按、摸时并无疼痛感,这与睾丸炎也是不同的。

3.睾丸沉重感

因为睾丸肿瘤是肿瘤细胞大量生长形成的,所以它是一个实质性肿块,生长到一定程度后,睾丸的质量骤增,患者会有沉重的下坠感觉,甚至影响行走。用手托起睾丸,有一定的沉量感。

4.透光试验阴性

一般鞘膜积液时,阴囊及睾丸的透光性增强,透光试验呈阳性。而睾丸肿瘤生长得致密坚实,里面并无液体,透光性便大大减弱。

男性平常应该注意自查,观察睾丸的质地、大小是否有变化,如摸到有肿块时要及时去医院检查,排查睾丸肿瘤和其他良性疾病。自我检查的最好时机是在沐浴后,这是因为任何局部紧张都会使阴囊收缩,影响检查,而沐浴后阴囊皮肤放松,检查时比较容易,也比较准确。具体手法:采取站立位,使阴囊自然下垂,用手掌托起阴囊,观察和感受它的大小和质量;双手轻轻捏住睾丸,拇指放在睾丸上方,食指和中指放在下方,用食指和拇指轻轻转动睾丸,检查其大小、表面是否光滑,有无硬块,并注意左、右侧睾丸有无区别。如有异常的豌豆或鸽蛋大小、没有疼痛的肿块,就要提高警惕,并及早找泌尿外科医生进行专科检查。

三、睾丸肿瘤术后会造成不育吗

　　单侧睾丸肿瘤，手术治疗一般会切除患侧的睾丸，而另外一侧的睾丸不受影响，一般不会造成不育，而且不会影响到男性的性功能。如果手术涉及淋巴结，可能会出现射精困难。放疗会干扰精子的生产，造成不育症。部分化疗药物也会引起不育。

第十一节
手术可以治疗的高血压
——肾上腺相关性高血压

随着人们物质生活水平的提高，生活工作方式的改变，高血压的发病率呈现逐年增长趋势。高血压分为原发性高血压和继发性高血压，其中继发性高血压中有一类可以通过外科手术来治疗，它就是肾上腺相关性高血压。

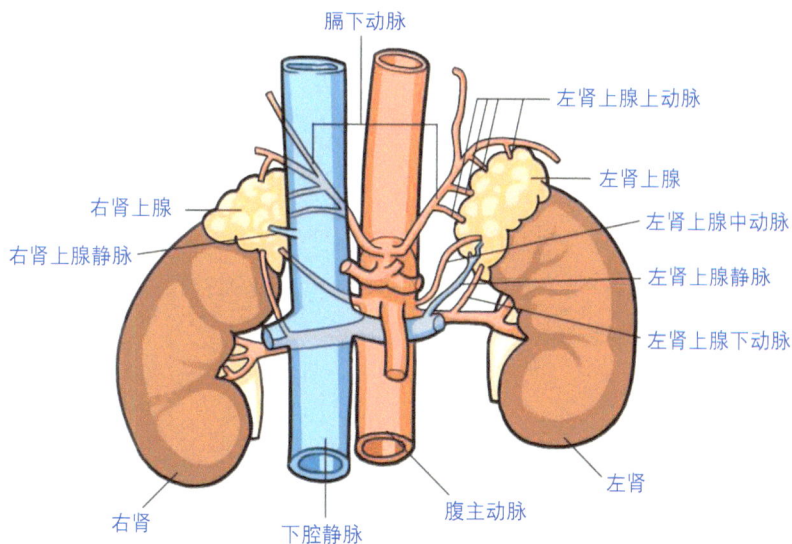

肾上腺的解剖结构

双侧肾脏上有一对帽子样的腺体组织——肾上腺，它很小，往往被人们忽视，不过它是人体重要的内分泌器官。肾上腺组织学结构分为皮质和髓质两部分。皮质占90%，髓质占10%。肾上腺可以分泌皮质醇、醛固酮、性激素、肾上腺素和去甲肾上腺素。肾上腺素分泌的激素参与体内免疫、生长发育、生殖，调节血糖、血脂，促进蛋白质合成和代谢，调节体内的水盐平衡，作用非常重要。

按肾上腺肿瘤是否分泌激素，可将其分为无功能肿瘤和有功能肿瘤，其中无功能肿瘤占70%以上。有功能肿瘤包括醛固酮自主分泌瘤、皮质醇自主分泌瘤、嗜铬细胞瘤等。

根据肾上腺肿瘤良恶性，可将其分为良性肿瘤和恶性肿瘤，其中良性肿瘤包括腺瘤、增生结节、肾上腺囊肿、肾上腺髓样脂肪瘤、出血或血肿、感染性病变等，恶性肿瘤包括肾上腺皮质癌、肾上腺转移癌、嗜铬细胞瘤、淋巴瘤、神经母细胞瘤等。

一、肾上腺疾病与高血压

肾上腺疾病会引起继发性高血压。按照高血压的诊治流程确诊高血压后，要了解引起高血压的原因，比如建议所有高血压患者进行继发性高血压的筛查，以了解其是否具有相关的激素分泌异常，是否存在皮质醇自主分泌、醛固酮增多情况等。

由肾上腺疾病引起的高血压，需要积极治疗肾上腺疾病，肾上腺疾病治疗好了，高血压也就缓解了。比如建议确诊原发性醛固醇增多症、诊断时年龄<40岁、CT确定为单侧腺瘤、显著高醛固酮低肾素、合并自发性低钾血症者，手术可以治愈其继发性高血压。

二、高血压合并以下情况时需要警惕肾上腺疾病

(1)患有高血压时年龄<40周岁。

(2)服用三种或者以上降压药物联合治疗后，血压控制效果仍然不令人满意。

(3)阵发性高血压，血压常超过180/110 mmHg。

(4)高血压发作时伴有恶心、呕吐、心慌、出汗、无力、消瘦等全身症状。

(5)常出现非药物性低血钾。

(6)既往血压控制稳定，突发明显控制不佳。

(7)病史、体检及实验室检查提示有引起高血压的原发性疾病。

三、维持良好的肾上腺功能应注意哪些问题

1.补充营养，合理饮食

多吃新鲜果蔬，尤其是绿叶蔬菜。补充维生素B、维生素C、维生素D、胡萝卜素等都能减轻肾上腺的压力。

2.避免精神紧张

家庭关系不和、工作场所环境恶劣、慢性病、生活压力大等因素导致的长期精神负担，对肾上腺是有害的。

3.避免使用乙醇、咖啡、烟草

这些物质对肾上腺具有高度的毒性。

4.适当运动

适当运动有助于刺激肾上腺的功能。

如果肾上腺分泌的激素发生异常，将会引发各种不同的肾上腺疾病及肿瘤，临床上需要手术干预的肾上腺肿瘤通常是功能性肿瘤或高度怀疑恶性的肿瘤。对于肾上腺肿瘤患者应尽可能争取切除肿瘤，特别是对激素释放明显的肿瘤。

第十二节
肾脏疾病的早期预警信号

　　肾脏疾病被称为"沉默的杀手"，起病隐匿，患者在病程之初可以没有明显的症状，很多患者出现明显症状的时候已经到了终末期，错过了最佳治疗时机，不由得令人扼腕叹息。

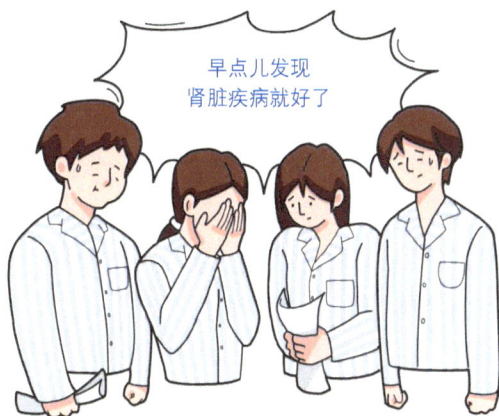

早点发现肾脏疾病就好了

　　怎样才能尽早发现自己得了肾脏疾病，及时就诊，尽早开始治疗呢？这就需要我们关注肾脏疾病的早期预警信号。

一、困倦乏力、面色泛黄、胃口不佳

大部分人在感到疲劳的时候，往往以为是过于劳累，需要休息。其实肾功能出现问题时，机体代谢产生的毒素蓄积，患者可能会出现困倦乏力、食欲不振的症状。同时肾脏除了有排泄废物的功能，还有分泌促红细胞生成素的功能。慢性肾脏疾病患者促红细胞生成素减少，导致红细胞生成减少，因而会出现贫血。贫血同样会导致虚弱和疲劳。如果同时存在上述症状合并尿检异常，需要及时去专科就诊，排除有无肾脏疾病引起的贫血。

二、恶心、呕吐

不明原因的恶心、呕吐是肾脏疾病的不典型症状，常常被大家忽视。大部分人出现恶心、呕吐的时候，很容易以为是胃肠不适，自服药物即可。如果没有完善肾脏疾病相关的检查，疾病往往就被忽略了。因此，身体出现不适的时候，应及时去医院就诊、进行检查。进行抽血检查肾功能，进行小便检查，往往就能起到简便有效地初筛肾脏疾病的作用。

三、口腔异味

口腔异味不仅可以见于口腔溃疡、慢性咽炎的患者，还可以见于肾脏疾病患者。由于患者肾功能不全，体内尿素氮等毒素不能正常排出，蓄积于体内，而肠道中细菌的脲酶将尿素分解为氨，导致口腔中散发出一种"臭鸡蛋味"。

四、水肿

肾脏疾病起病之初，经常表现为水肿，水分常积聚在最疏松的组织内或身体最低部位，如眼睑和双下肢，可以表现为晨起眼睑浮肿，双下肢凹陷性水肿(用手指按压下肢皮肤 5 秒，会出现一个小坑)；水肿逐步进展，严重时可表现为胸腔积液、心包积液、腹腔积液、会阴部水肿等，引起胸闷、呼吸困难、腹胀等症状。因此，出现不明原因的水肿及上述症状，需要警惕是否肾脏出现了问题。

五、血尿

血尿分为肉眼血尿(肉眼可见尿色变红或酱油色)和镜下血尿(显微镜下发现尿中红细胞增多)。肉眼发现小便色红者，一般会及时去医院就诊，而体检才能发现的镜下血尿容易被忽略。血尿可见肾小球肾炎、泌尿系感染、泌尿系结石、肿瘤、多囊肾和外伤等。

六、泡沫尿

泡沫尿的产生和肾脏疾病导致的蛋白质从尿中丢失有关，肾病综合征、糖尿病肾病、狼疮性肾炎等均可引起泡沫尿。如果小便中出现泡沫，那么一定要引起高度重视。所以，当出现泡沫尿时，建议去做尿液检查，了解有无蛋白尿，以确定是否为肾脏疾病。

七、尿量异常

排尿量是衡量肾脏健康状况的重要标准之一。正常情况下，肾脏是排出人体新陈代谢产生的毒素及水分的重要途径之一。一般成年人一天排尿 4~6 次，夜间排尿少于 2 次，每日尿量 1500~2000 mL。如果排尿次数或尿量增多或减少，都提示肾脏可能出现了问题。如急(慢)性肾衰竭可出现少尿或无尿，高血压肾病、慢性间质性肾炎等肾间质损伤，可出现夜尿次数增多。

八、血压升高

血压高和肾脏疾病关系密切，一方面，肾脏疾病可引起血压升高，另一方面，高血压又可进一步加快肾脏疾病的进展，因而既往没有高血压病史或没有高血压家族史的患者，突发血压升高，尤其是年轻人发生高血压，需要警惕慢性肾脏疾病，因而定期体检、定期做尿液检查尤为重要。

第十三节
解读尿常规

一、尿常规的重要作用

　　肾脏是人体最重要的排水和排毒器官，尿液里包含了很多代谢产物和多余的水分。如果肾脏功能异常，尿量和尿液成分等可能出现异常，从而反映在尿液检查结果上。随着科技的进步，检查项目不断更新，已达千万种之多，而尿常规作为"三大常规"（其余两项为血常规和大便常规）之一的地位却从未动摇，可见其重要性。

二、尿量和排尿异常

　　正常人的尿量每天为 1500~2000 mL，借此排出多余的水分和毒素。当然 1500~2000 mL/d 的尿量并不是绝对的，它与饮水量、气温、排汗等相关。换句话说，如果在气温、饮水量都与平时差不多的情况下，排尿突然减少或明显增多了，那么可能需要多留心了。另外，在正常情况下排尿应该是十分顺畅的一件事，如果出现排尿困难、淋漓不尽、尿频、尿急、尿痛，那么也提示泌尿系统(包括肾脏、输尿管、膀胱、尿道等)可能出问题了。

三、尿液分析报告解读

尿液分析包括尿液的颜色、浊度(又名透明度)、比重、pH、红细胞、潜血、白细胞、亚硝酸盐、细菌、上皮细胞、蛋白质、管型、葡萄糖、尿酮体、尿胆原等内容。

尿液的理学指标包括颜色、透明度、比重、pH。正常新鲜的尿液应该是淡黄色、清亮透明的。异常的尿液可表现为血尿(见于结石、感染、肿瘤、肾炎等)、红色尿(由某些药物引起，如利福平等)、深茶色尿(胆红素阳性，见于肝细胞性黄疸、阻塞性黄疸等)、酱油色尿(血红蛋白尿，见于蚕豆病等)、乳白色尿(常见于丝虫病)等。尿液颜色、透明度是我们肉眼可以观察到的。尿液比重代表的是尿液的浓缩功能，正常值是 1.01~1.03，受年龄、饮水量和出汗的影响。尿液 pH 代表的是酸碱度，正常值是 5~7.5，受饮食、药物、疾病等影响，过酸或过碱都是不正常的。尿液比重和 pH 肉眼不可判断，必须通过化验得知。

四、尿液有形成分分析

1.红细胞

正常人每高倍镜视野下红细胞不超过 3 个(不管是尿常规还是尿沉渣分析，一定要用显微镜观察，即镜检)。红细胞超标提示血尿，要进一步区分是变异型的还是均一型的血尿，这对判断血尿来源十分有用。

2. 潜血

潜血并不代表血尿，有时候可出现尿潜血阳性而尿红细胞阴性的情况。这是尿红细胞受渗透压等因素影响破裂所致，可见于溶血等情况。

3. 白细胞

正常人每高倍镜视野下白细胞不超过 5 个，如果超标提示尿路感染。

4. 亚硝酸盐

正常人是阴性的，其特异性强。亚硝酸盐阳性提示阴性菌（如大肠埃希菌）感染，对抗菌药物的选择有指导意义。

5. 上皮细胞

正常人是阴性的。女性患者在留取尿液标本时要特别注意勿将白带混入尿液中，混入后可出现假阳性结果。

6. 蛋白质

正常人 24 小时尿中蛋白总量小于 150 mg，其中白蛋白不超过 30 mg。尿沉渣中的蛋白测定为定性检查，测的是总蛋白，进行蛋白定量或定成分需要另外检查。如果尿液总是有很多泡泡，而且这些泡泡不容易破裂，那么需要注意是否为蛋白尿。

7. 管型尿

正常人是阴性的，或偶见少数透明管型。尿液中出现管型，特别是颗粒管型、细胞管型，是由肾实质病变形成的，这对疾病严重程度的判断有重要意义。

8. 葡萄糖

最常见的是糖尿病患者血糖控制不佳时会出现。

9. 尿酮体

正常人是阴性的，阳性常与饥饿、糖尿病、营养不良等相关。

10. 尿胆原、尿胆红素

正常人是阴性的，阳性常作为黄疸性疾病的辅助及鉴别诊断依据。

五、留取尿标本的方式

正确留取尿标本对获取有效的检查结果很重要。正确留取尿标本的方式：留尿前先拿清水清洁外阴（男性、女性都应该这样做），留晨起第一次尿，取中段尿（最开始那段和最后那段不要），用干净的接尿器直接接取（不要先用洗脚盆之类的容器接取，再倒入干净的接尿器里）。留取尿标本后尽快送检，放置过久可能影响检测结果。女性尿液检查应该避开月经期，月经期容易出现假阳性结果。

第十四节
体检发现尿潜血阳性怎么办

常规体检中，尿液检查是一种简单方便的检查，有助于发现泌尿系统或身体其他系统的疾病。那么尿检中常见的血尿是怎么回事呢？

一、什么是血尿

血尿的定义是尿液离心取沉渣做显微镜检查，显微镜高倍视野下红细胞数>3 个/HP。它可分为镜下血尿和肉眼血尿。

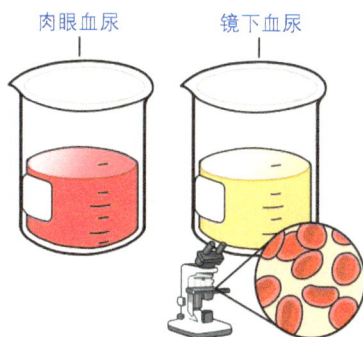

肉眼血尿与镜下血尿

正常人在食用某些含有大量的天然植物色素的食物(如甜菜、桑葚、红心火龙果)后，或者服用某些药物(如利福平、氨基比林等)后，尿液可呈红色；当尿液中含有大量尿酸盐时，尿液冷却后也可能析出红色结晶。所以，尿液发红≠血尿。

尿潜血是尿常规中的一项内容，尿潜血阳性说明尿中有红细胞成分，但不一定是形态完整的红细胞，当尿液中存在强氧化剂、细菌时尿潜血检测可呈阳性。血管内溶血引起的血红蛋白尿和肌细胞损伤引起的肌红蛋白尿也可使尿潜血检测呈阳性，但与尿中的红细胞无关。所以，尿潜血阳性≠血尿。出现以上情况时须行尿沉渣镜检，根据有无红细胞以鉴别。

二、引起血尿的原因有哪些

尿沉渣镜检证实为血尿后，须进一步明确血尿的病因。

临床上血尿是泌尿系统疾病常见的症状之一，98%的血尿是由泌尿系统疾病引起的，常见于泌尿系感染、结石、肿瘤、急(慢)性肾小球肾炎、IgA肾病等。邻近器官疾病波及泌尿系统、全身性疾病、药物与化学因素和运动等也可引起血尿。以上病因常伴随各种不同的临床症状。

其中，肾小球疾病特别是肾小球肾炎，其血尿为无痛性全程性血尿，可分为单纯性血尿或伴蛋白尿、管型尿。其产生的主要原因是肾小球基底膜断裂，红细胞通过该裂缝时受血管内压力挤压受损，受损的红细胞其后通过肾小管各段，受不同渗透压和pH作用，呈现变形红细胞尿，红细胞容积变小甚至破裂。尿沉渣镜检可见变形红细胞尿提示为肾小球性血尿。非肾小球性血尿，尿中红细胞多呈正常形态或大致呈正常形态。

三、常见的引起血尿的肾小球疾病

1. IgA 肾病

IgA 肾病患者常在呼吸道或消化道感染后出现突发性肉眼血尿，持续数小时至数日。

2. 薄基底膜肾病

薄基底膜肾病患者常有阳性血尿家族史，常为持续性镜下血尿。

3. 奥尔波特综合征

这是一种进行性遗传性肾小球疾病，常伴感音神经性聋和眼部病变。

4. 继发性肾小球病

它是继发于全身其他疾病的肾小球病变，如狼疮性肾炎、过敏性紫癜性肾炎等。

因此，体检时发现尿潜血阳性不要慌。首先要完善相关检查证实是否为血尿，若证实为血尿，进一步排查病因，对于高度怀疑是由肾脏疾病引起的血尿，可至肾脏疾病专科就诊，根据病因进行治疗。

第十五节
蛋白尿是怎么回事

一、什么是蛋白尿

尿蛋白是尿液中重要的成分之一，正常人小便中可排泄很少量的蛋白，一般 24 小时尿蛋白排出量<150 mg，尿常规的蛋白质定性检测为阴性。当 24 小时尿蛋白排出量>150 mg 或尿蛋白定性试验阳性时，为蛋白尿。蛋白尿是肾脏疾病常见的表现之一，由肾脏疾病或肾外疾病引起。

二、蛋白尿的临床表现

大部分情况下，患者出现蛋白尿时无明显临床症状，有时候可能会观察到尿液中泡沫增多，但尿液中泡沫增多不一定是蛋白尿，也可由其他情况引起。当尿液中长期存在较多的泡沫，建议去医院就诊完善尿液检测。

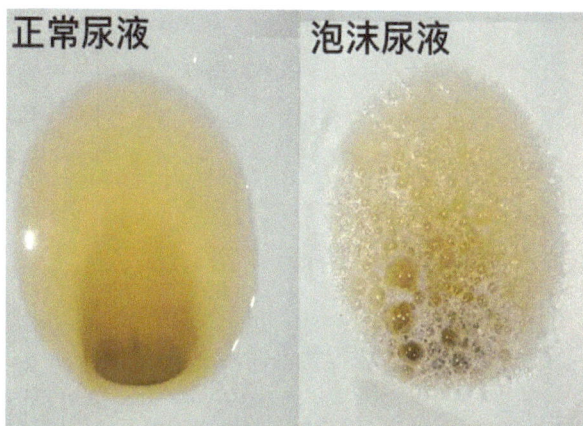

正常尿液与泡沫尿液

三、蛋白尿产生的原因

1. 生理性蛋白尿

有蛋白尿不等于一定是得病了，也有生理性的尿蛋白而无实质性肾脏病变。它常见于剧烈运动、发热后，或者受高温、寒冷、精神紧张等特殊因素影响，身体在应激状态下出现蛋白尿。生理性蛋白尿多呈一过性，持续时间短，蛋白含量少，与肾小球滤过膜一过性、通透性变化有关。因此发现蛋白尿阳性先不要惊慌，及时就诊咨询医生。

2. 病理性蛋白尿

肾脏有因器质性病变而出现的蛋白尿，多为持续性蛋白尿，可以分为肾小球性蛋白尿、肾小管性蛋白尿、溢出性蛋白尿等。

肾小球性蛋白尿是指肾小球滤过膜或电荷屏障受到破坏，大量血浆蛋白被滤入尿中而出现的蛋白尿，多见于急(慢)性肾小球肾炎、肾小球肾炎、继发性肾小球病(如糖尿病肾病、狼疮性肾炎、肾淀粉样变性)等。肾小管性蛋白尿是指各种肾小管间质性疾病及肾小球疾病引起肾小管损害所致的小分子蛋白尿，如 β2 微球蛋白、免疫球蛋白轻链、视黄醇结合蛋白等。出现多发性骨髓瘤、严重挤压伤的时候可引起溢出性蛋白尿。

四、几种特殊类型的蛋白尿

1.妊娠期蛋白尿

一些女性妊娠后期可出现浮肿、蛋白尿阳性，可能与子宫压迫及肾脏工作负荷加重有关，大部分分娩后可以缓解。

2.糖尿病引起的蛋白尿

长期糖尿病患者易合并各器官(如肾脏)的并发症，糖尿病引起的肾脏损伤以蛋白尿为主要表现，可出现大量蛋白尿、水肿、尿液泡沫增多。

3.高血压引起的蛋白尿

长期高血压患者血压控制欠佳，引起包括肾脏在内的靶器官损害，可出现尿蛋白阳性，并常可伴有左心室肥厚、视网膜病变等。

五、蛋白尿的检测

1. 尿常规检查

尿常规是常规体检中的必查项目，是临床上应用最普遍的简易的筛查方法，通常采用"+"来反映蛋白尿的程度，缺点是不够精准，不能定量。如果初筛尿液检测尿蛋白阳性，建议进一步做尿蛋白定量检查确认。

2. 尿蛋白定量检测

一般进行 24 小时尿蛋白定量检测。

六、蛋白尿的治疗

生理性蛋白尿无须治疗，去除诱因后可逐渐缓解。病理性蛋白尿根据病因、蛋白尿程度不同，治疗方案也不一样，建议及时到肾脏疾病专科就诊，采取个体化治疗方案。

肾脏疾病起病隐匿，早期可能没有任何症状，因此进行常规体检非常重要。常规体检中尿常规异常需要大家提高警惕。同时高血压、糖尿病患者建议定期进行肾脏疾病的评估和筛查，完善尿常规检查，关注肾功能，发现问题时及时到肾脏疾病专科治疗。

第十六节
尿毒症离我们有多远

　　"尿毒症""透析治疗"这些字眼，对于我们来说似乎并不陌生，经常有得了慢性肾炎、肾脏疾病的患者担心自己是不是患上了尿毒症，那么到底什么是尿毒症呢？它和慢性肾炎又有什么关系呢？

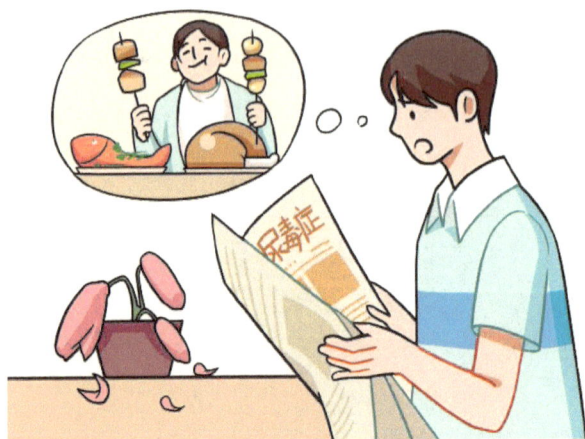

　　慢性肾炎是以蛋白尿、血尿、高血压为基本临床表现的一组

肾小球疾病。慢性肾炎患者病情控制不佳，缓慢进展，肾小球滤过率逐渐下降，可发展到严重的肾功能衰竭、尿毒症。

　　肾小球滤过率是衡量肾功能的一个指标，根据肾小球滤过率情况，慢性肾脏病患者的肾功能可分为 5 期，其中第 5 期即我们常说的尿毒症。尿毒症是指各种肾脏疾病导致肾脏功能不可逆性减退，直至功能丧失出现的一系列症状和代谢紊乱的临床综合征，它是各种慢性肾脏疾病的最终结局。

一、尿毒症的病因

1. 慢性肾炎

　　引起尿毒症的病因多样，慢性肾炎是其中一个主要原因。慢性肾炎包括多种病理类型，如 IgA 肾病、膜性肾病、局灶节段性肾小球硬化、微小病变型肾病等。若慢性肾炎治疗不及时或处理不当，病理类型差，肾功能可能快速进展。

2. 糖尿病

　　糖尿病患者若长期血糖控制不佳，可引起糖尿病肾病并发症，进展到尿毒症的速度较其他病因引起者更快。

3. 高血压

　　高血压患者血压控制欠佳可引起高血压肾病，肾功能将快速进展。

4. 多囊肾

　　一种最常见的遗传性肾脏疾病。

5.其他

系统性红斑狼疮、血管炎、梗阻性肾病、痛风肾病、药物性肾损害等也可引起尿毒症。尿毒症是各型疾病引起肾脏损伤，肾功能逐步下降，进展到终末期的一种综合征，进展到这一阶段一般有一个缓慢过程，因而早期有效地识别肾脏异常的警报，避免肾功能快速恶化的因素，有助于我们更好地保护肾脏功能。

二、尿毒症的临床表现

部分患者仅有食欲减退、乏力、腰酸、夜尿增多等轻度不适，以上症状往往容易被忽略。常见的临床表现如下。

1.胃肠道症状

表现为恶心、呕吐、呼出气体有尿素味。

2.心血管系统症状

可有难以控制的高血压、心慌、气促、不能平卧等心功能不全表现。

3.尿量改变

尿毒症患者可出现少尿(24 小时尿量<400 mL)或无尿(24 小时尿量<100 mL)。

4.贫血

主要与促红细胞生成素减少有关，可表现为乏力、恶心、呕吐等不适。

5. 皮肤瘙痒

与尿毒症毒素蓄积、血钙和血磷水平紊乱及甲状旁腺激素升高有关，尿毒症患者的皮肤瘙痒可以是全身范围的，表现为顽固瘙痒。

6. 血肌酐升高

血肌酐升高是肾功能的重要指标，血肌酐升高提示肾功能下降。

7. 水肿

常与小便量下降、水钠潴留相关，可表现为双下肢、颜面部乃至全身性的水肿。

三、尿毒症的肾脏替代治疗

除了控制饮食、控制血压、纠正贫血、钙磷代谢紊乱等治疗外，尿毒症的肾脏替代治疗也是一种重要的治疗手段，包括血液透析、腹膜透析、肾移植。血液透析是通过将体内血液引流至体外，经过透析器，血液与透析液通过弥散、超滤、吸附和对流原理进行物质交换，清除体内的代谢废物，维持电解质和酸碱平衡，同时清除体内过多的水分，并将经过净化的血液回输的过程。腹膜透析主要是利用自身腹膜作为天然的透析滤过膜，将干净的腹膜透析液经过腹膜透析管灌入腔内，停留几个小时，经过物质交换后，再经过腹膜透析管引流到体外，达到清除毒素和水分的目的。腹膜透析多由患者自己操作，最大的优势是可以居家透析。患者可以根据自身条件选择合适的肾脏替代治疗方式，配合药物治疗，即使患上了尿毒症，也能有较好的生活质量。

四、尿毒症的防治

定期体检，及时就诊，规范治疗，避免肾功能恶化的因素，可以帮助我们远离尿毒症。①定期体检。慢性肾炎常起病隐匿，有的患者出现明显症状，初次就诊时已达尿毒症期，因此定期体检尤为重要，包括定期检测血常规、尿常规、肾功能、电解质、泌尿系 B 超等。②及时就诊，规范治疗。在病情发现之初，到正规医院专科就诊，接受治疗，有效控制血尿、蛋白尿、水肿、高血压等，延缓肾脏病变进展。

第十七节
腹膜透析、血液透析如何选

透析是治疗尿毒症的主要手段，透析主要有血液透析和腹膜透析两种方式。那么，腹膜透析和血液透析各自的优缺点有哪些，该如何选择呢？

一、血液透析好还是腹膜透析好

可能有人会说，都不好！确实，从正常人的角度来说，都不好，都是不得已的办法。然而，不可否认的是透析技术的发明大大提高了尿毒症患者的生存率，是尿毒症患者的福音，透析十年、二十年的患者已不少见。但是，无论是血液透析还是腹膜透析都不是完美的，都没有肾脏的内分泌功能，都不能完全代替肾脏，都有各自的优缺点、适应证和禁忌证。

二、透析的作用

血液透析和腹膜透析治疗的主要目的都是代替肾脏行使血液净化的功能。区别在于血液透析依靠的是人造透析器，腹膜透析依靠的是患者自己的腹膜。透析器和腹膜都有渗透、滤过的效能，透析液通过透析器或腹膜后能将人体产生的代谢产物和毒素部分置换出来，达到净化血液的目的。

三、血液透析注意事项

血液透析治疗首先需要建立血管通路(血液流出和流进的路)将患者的血液引出，透析治疗后再将血液回输给患者。血管通路最常见的方式有自体动静脉内瘘(将患者前臂的动脉和静脉作一吻合，使静脉动脉化，方便血液透析时穿刺血管将血液引出)、各种血液透析导管、人造血管等。血管通路的选择是一个重要的课题，需要综合患者的血管条件、病史、经济状态、患者及家属意愿等进行选择。一般而言，由于自体动静脉内瘘使用的是自己的血管，并发症相对较少，所以是血管通路的首选，但内瘘成熟(可以正常用于透析)需要 3~4 周的时间，不能应急。举个例子，如果一个尿毒症患者出现了昏迷、高钾血症、难以纠正的心衰等，必须马上进行透析，这个时候需要先插管进行血液透析治疗，度过危险期后再根据病情决定是否建立动静脉内瘘进行长期透析净化治疗。血液透析导管简单来讲分为长期导管和临时导管，可以置于颈部或大腿根部。长期导管费用昂贵，但对血管损伤相对较小，感染风险较小；临时导管较便宜，但是对血管损伤较大，护理不当容易感染。长期导管外端一般能藏在衣服里，而颈部的临时导管外端一般露在脖子外面。如果您看见一个脖子上插着一根伸出来一截管子的人，那他可能是血液透析患者。确定需要长期血液透析治疗的患者，如果血管条件允许，可以提前进行动静脉内瘘手术，等到需要进行血液净化治疗时就可以使用动静脉内瘘进行治疗了，免去了插临时导管的痛苦，也保护了血管。

血管通路建立且运行良好后，患者就可以去医院进行血液透析治疗了。透析次数和频率是因人而异的，急性肾衰竭的患者，如果通过去除诱因和综合治疗后肾功能恢复，是不需要长期透析的，可以考虑拔管。需要长期血液透析的患者可以根据自己的实际情况选择有条件的医院进行长期、规律的血液透析治疗。尿毒症患者一般需要 2~3 次/周，一次 4 小时的治疗。如果病情出现变化(如喝水太多导致心衰发作等)，则需要增加透析次数。这里需要注意的是，第一，接受血液透析治疗的患者一定要遵医嘱，不管是刮风下雨，还是逢年过节，都必须按时去医院治疗。近年来，尿毒症患者数量不断攀升，很多医院透析室的机器和时间都有限，错过医院排好的时间和位置有可能要等上一周，这对尿毒症患者来说是十分危险的。第二，大多数血液透析患者开始透析后半年左右基本就没尿了，这意味着血液透析患者每天都要十分严格地限制饮水量。没有尿，喝进去的水和代谢产生的水绝大部分需要通过透析排出，一周只有 2~3 次透析，超过透析能排出的水量，多余的水就会积在皮下、浆膜腔，会出现水肿、心衰、肺水肿。透析会大量脱水，对心脏和血管十分不利，也会导致无尿。所以，肾内科医生经常对尿毒症患者说的一句话就是"限制饮水"("水"包括水果、蔬菜、饮料、汤汁等，经常遇到有些患者说："医生，我真的没怎么喝水，只是吃了半边西瓜。")。一般无尿患者每天的饮水量最好不要超过 500 mL(人体一天不吃不喝也要产生约 500 mL 的代谢水)。"限制饮水"做得好抵得上吃很多药，很多反复心衰的患者就是没控制好饮水。但是要做到限制饮水是非常困难的，经常有患者家属向医生告状说，患者不听话，经常半夜起来去厨房偷水喝，这时候就需要更多的耐心和健康宣教了。

概括起来，血液透析的优点有：快速有效地清除小分子毒素和多余水分，缓解急性左心衰竭、水肿等急症；相对"不操心"（不需要自己操作，透析全过程由医护人员完成，透析过程中突发情况可以由医护人员及时处理）；等等。其缺点有：不自由（需要按时去医院治疗，透析治疗过程中需要卧床，限制透析侧上肢活动）；残肾功能丢失快（无尿），须严格控水；血流动力学相对不稳定、对心血管影响大（大量脱水时尤甚）；有感染乙肝等血源性传染疾病的风险；须十分注意内瘘处和血液透析管处的护理；等等。

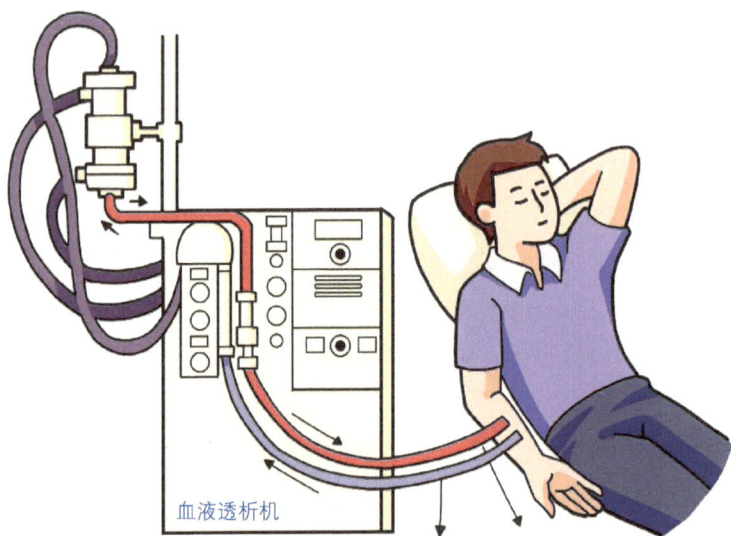

血液透析机

四、腹膜透析注意事项

跟血液透析一样，开始进行腹膜透析前也需要建立透析通路，通过置入一根腹膜透析管到腹腔，将腹膜透析液（一般是2000 mL）通过腹膜透析管灌进腹腔，腹膜透析液和血液通过腹膜进行交换，血液中的代谢废物和水分进入腹膜透析液，再把腹膜透析液排出体外，以达到净化血液的目的。腹膜透析管一端留在腹腔里，中间一段埋在皮下，一端在腹壁外面。

从患者的主观感受来说，腹膜透析与血液透析最大的不同在于需要患者本人或者家属操作。因此需要患者或者家属有良好的动手能力，严格遵医嘱无菌操作，换液环境需要干净，以避免感染。腹膜透析有很多种，有持续不卧床腹膜透析（CAPD）、自动化腹膜透析（APD）等，其中CAPD最常见。CAPD的操作通俗点讲就是将腹膜透析液通过腹膜透析管灌入腹腔，腹膜透析液留腹4~6小时，这段时间患者可以正常活动，4~6小时后将腹膜透析液排出（一天需手工换液4~5次），再放入新的透析液，持续不断，一周7天均需进行这样的操作。患者可以根据自己的作息时间合理安排换液时间，场所也相对灵活，比如家里、办公室。由于不同患者的腹膜功能不一样，所以留腹时间、腹膜透析液浓度等选择不一样。

那么，是不是所有患者都适合进行腹膜透析治疗呢？当然不是。比如一个失明却又没有家属照顾的患者是明显不适合腹膜透析的；如果一个患者不遵医嘱，不按要求操作，也是不适合进行腹膜透析的；少数患者腹膜功能不适合进行腹膜透析（如低转运类型，需要置管后进行腹膜功能评估，事先无法知晓）；其他禁忌证包括近期腹腔手术有腹腔粘连、患者有长期严重便秘等。

概括起来，腹膜透析的优点有：时间、地点更灵活；对残余肾功能的保护更好（进入透析后有尿的时间更长，所以对水的限制相对宽松，但一旦无尿，同样需要严格控水）；对心血管的冲击较小；透析过程不影响正常活动；对中分子毒素清除较好等。其缺点有：对患者和家属的依从性和动手能力要求高，大多数情况下无医护监督，全靠自觉；需要干净的操作环境；腹膜功能类型术前无法知晓；含糖腹膜透析液对血糖控制不利；需十分注意腹膜透析管处护理；等等。

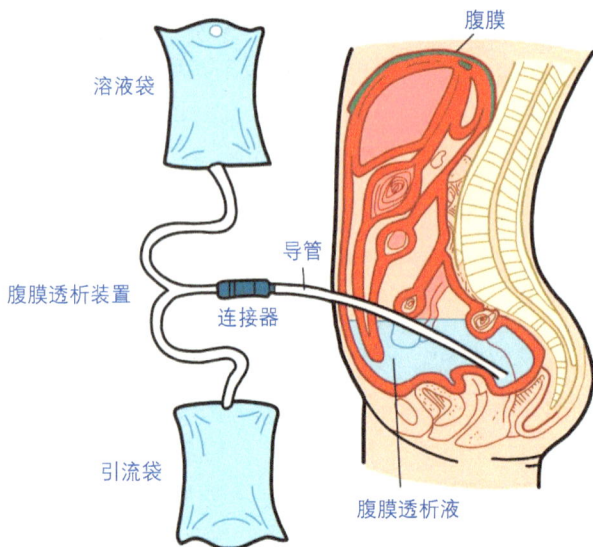

溶液袋

腹膜透析装置

连接器

导管

腹膜

引流袋

腹膜透析液

五、个体化透析方式的选择

透析方式的选择需要综合评估患者实际病情、家庭情况、居住环境和医院的距离等。另外，血液透析和腹膜透析也可以并存。除了上述两种方法，肾移植也是重要的肾脏替代治疗方法，但肾源不足、费用昂贵等限制了它的应用。近些年，随着肾移植和透析技术的提高，尿毒症患者的生存期大大延长了，并且随着我国医疗保障制度的完善，患者透析费用报销比例的提高，越来越多的尿毒症患者"活下来"了。但这三种替代方式都存在不同的问题，如血液透析的抗凝难题、腹膜炎的诊治问题、移植手术的排异问题等，这也是科学家、医学家一直在努力攻克的难题，努力让尿毒症患者"活得好"。

肾脏疾病早期起病隐匿，容易被忽视，每年的健康体检(肾功能、尿检、肾脏彩超等)十分必要，如果发现肌酐升高、蛋白尿等一定不要忽视，及时到肾内科就诊，早治疗。如果发现时就已经是不可逆的肾脏损伤，需要替代治疗，也不要气馁，目前治疗手段很多，生存率也很高，而且医疗技术还在不断进步，很多尿毒症患者可以回归工作岗位、结婚生子。乐观面对本身就是一剂良药！同时，家庭和社会的温暖对尿毒症患者来说也是至关重要的。

第十八节
横纹肌溶解综合征是怎么一回事

夏日炎炎，烧烤、啤酒、小龙虾成了大众心中的解暑利器，然而，随之而来的"食用小龙虾引起横纹肌溶解综合征""食用小龙虾、啤酒后身体不适入住 ICU"等新闻屡见不鲜，不禁让人疑问，这是怎么一回事呢？

一、什么是横纹肌溶解综合征

横纹肌溶解综合征是指横纹肌受损后肌细胞被破坏，肌细胞内的内容物如肌红蛋白、肌酸激酶、乳酸脱氢酶及各种小分子物质等释放入血，从而引起的一系列综合征。

横纹肌溶解综合征的主要临床表现：肌肉疼痛、肌无力、恶心呕吐、尿液呈红色或棕色。有的患者症状较轻或症状不典型，重者可出现急性肾损伤、骨筋膜室综合征、心律失常、弥散性血管内凝血等危及生命情形。

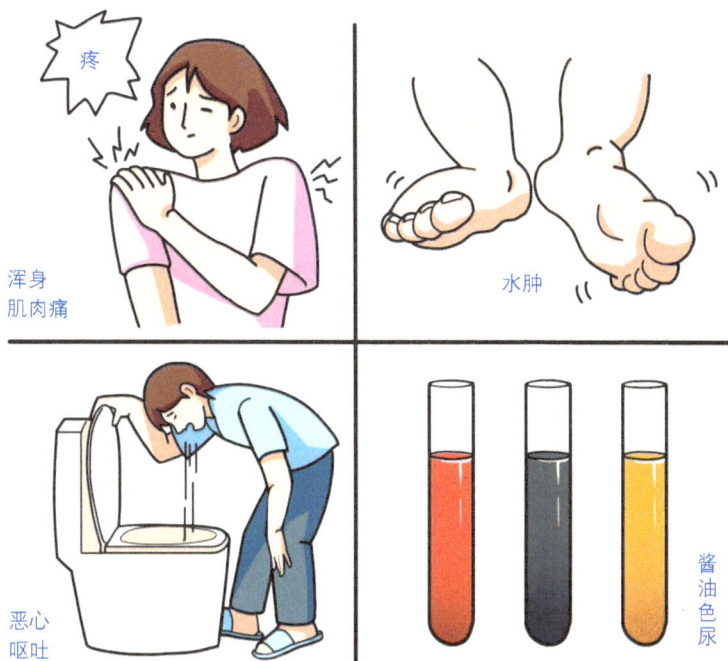

横纹肌溶解综合征的主要临床表现

二、横纹肌溶解综合征为何会引起肾衰竭

约 30% 的横纹肌溶解综合征患者同时合并急性肾衰竭，可能与原尿中肌红蛋白形成管型阻塞肾小管，对肾小管直接毒性、肾脏缺血、肾脏氧化应激等反应相关。

三、哪些因素可引起横纹肌溶解综合征

横纹肌溶解综合征病因复杂，过量运动、肌肉损伤、缺血、药物毒物、感染等因素可致发病。

四、小龙虾为何会引起横纹肌溶解综合征

1924 年夏秋，在德国波罗的海沿岸的海滨爆发急性中毒性肌病，患者表现为突然出现严重的肌肉强直和疼痛，多数患者伴咖啡色尿，无神经系统损害、发热、肝脾肿大等感染性疾病表现。调查发现，所有患者在发病前不久均有食用鱼类病史，涉及多个品种。该病被命名为 Haff 病，指的是在食用鱼类产品 24 小时以内发生的横纹肌溶解。此后在世界各地区陆续有类似 Haff 病爆发。我国首次确诊 Haff 病是 2010 年发生在南京的进食小龙虾后出现横纹肌溶解综合征的病例。

现有研究中，Haff 病致病因素尚不明确，目前可以确定的有：①引起 Haff 病的水产品包括多种鱼类、贝类及小龙虾，小龙虾仅为可致病食物之一。②引起横纹肌溶解综合征的并非小龙虾本身成分，而是某些水域生长的小龙虾富集其他生物产生的毒素所致。③致病因子为一种耐热、非极性脂溶性毒素，并非活的致病微生物，上述病例均为进食煮熟的海鲜后发病。④目前尚缺乏检测及鉴定水产品是否携带致病毒素的方法，唯一可行的预防措施为避免进食病例爆发地同水域来源的同类水产品。

五、如何安全食用小龙虾

综上所述，小龙虾吃还是可以吃的，但请注意慎食虾头、虾线等易积累毒素部位。过敏体质者、哮喘、痛风患者及服用他汀类降脂药人群不要或少吃小龙虾。自行加工小龙虾时应于正规市场选购鲜活清洁的小龙虾，加工时充分浸泡、洗净，高温烹煮熟透。进食须适量，食用小龙虾后如出现肌肉酸痛、腹痛、血尿等症状须及时就诊。

第 二 篇

消化篇

第一节
痔疮的识、防、治

俗话说"十人九痔"，痔疮作为我国的常见病之一，患者群涉及各个年龄阶段。目前，我国痔疮患者已有 5 亿人。痔疮的主要临床症状包括便血、疼痛、痔核脱出、肛门不适感等，极易反复发作，严重影响患者的生活及健康，但由于患病部位的隐私性，不少人选择"默默忍受"。待患者主动求医时，大多需要手术治疗，后续面临着漫长而又痛苦的恢复过程。

一、痔疮不仅与久坐、吃辣相关

目前，关于痔疮的确切病因尚不明确，一般认为痔疮的发病与以下因素相关。

1. 解剖因素

肛门直肠位于人体下部，由于重力的影响和脏器的压迫，静脉向上回流会受到阻碍。而直肠静脉及其分支缺乏静脉瓣，血液不易回流，容易淤积。

2. 感染因素

痔静脉丛的血管内膜炎和静脉周围炎可导致部分血管壁纤维化、脆化、变薄，使得局部静脉曲张。

3. 排便因素

腹泻和大便秘结均是痔疮的重要致病原因。当排便时持续用力，会对直肠下段、肛管部产生较大的压力，使血管受压。排便次数过多，会使腹压增加，肛门直肠静脉回流受到阻碍。

4. 遗传因素

静脉壁先天性薄弱，不易抵抗静脉腔内压力，逐渐扩张，导致痔疮。

5. 生活习惯

长期饮酒或嗜食辛辣会刺激直肠肛管黏膜，导致血管充血扩张，诱发或加重痔疮。蔬菜、水分等的摄入，都能直接影响粪便成分，导致肛门直肠疾病。久坐久站都会影响血液循环，使血流缓慢和腹内脏器充血，引起痔静脉过度充盈、曲张、隆起、静脉壁张力下降，从而引起痔疮。

6. 其他

痔疮的发生还与妊娠和分娩、慢性疾病和年龄等因素有关。

二、便血可能不只是痔疮

临床中，我们常常碰到不少人因为便血就诊，以为自己是痔疮发作，但检查下来却发现是肛裂、炎症性肠病，甚至是肿瘤等。

关于便血，有一定的认识，有利于疾病的早期诊治。

1. 黑色柏油便多由上消化道出血引起

消化道溃疡、食管-胃底静脉曲张、机械性损伤（食入强酸、强碱等）、胃癌等疾病可导致上消化道出血，出现黑便，呈柏油样，黏稠且发亮，并伴有上腹部疼痛、食欲下降、恶心呕吐、呕血、腹部肿块等症状。

2. 暗色脓血便多由肠道炎症或肿瘤引起

溃疡性结肠炎、克罗恩病、结直肠癌等疾病患者可见粪便中带有暗红色血液，或见黏液、脓液，并伴有腹痛、腹泻、排便习惯改变等症状。

3. 鲜血便多由直肠肛管疾病引起

痔疮、肛裂、直肠息肉、直肠脱垂等疾病可见便鲜红色血，其中临床以痔疮及肛裂最为常见。痔疮导致的便血，血色鲜红，一般无疼痛，附着于粪便上或便后滴血或喷射而出。而肛裂导致的便血，表现为便后滴血或粪便表面一侧附有血迹，或厕纸带血，排便时伴明显的肛门疼痛。

此外，进食红心火龙果、番茄、甜菜根等食物后，大便呈红色。进食动物血、肝脏等食物，应用了如铁剂、活性炭等药物后出现黑便，均为正常现象。

三、痔疮须规范治疗，勿耽误病情

痔疮最主要的症状是便血和痔核脱出，病情可轻可重，严重时可有贫血、感染、休克等风险，规范的治疗不仅可以缓解症状，避免病情加重，还可以有效预防并发症的发生。若症状表现为少量便鲜血、痔核脱出可自行回纳等轻症时，可以自行在家使用温开水坐浴，或遵医嘱使用中药坐浴，油膏或栓剂外用以缓解肛门部不适。但有痔核脱出不可回纳、疼痛剧烈、大量出血、感染、瘙痒等显著症状时，患者须及时就诊，择期手术，勿擅自处理，延误治疗。

四、做好三个方面，积极预防痔疮

1. 饮食有忌有宜

（1）忌"辣"——辛辣刺激食物及酒类：进食辛辣刺激的食物会刺激直肠肛管黏膜，导致局部的血管充血扩张，诱发或加重痔疮。因此，对于痔疮患者，刺激性食物，如辣椒、生蒜、洋葱等应少吃或不吃，同时含有酒精的食物也属于禁忌之列。

（2）忌"腻"——油腻及高脂：油腻、高脂肪食物容易引发便秘，便秘时，排便时间延长，腹压升高，导致直肠、肛管附近静脉回流受阻，诱发或加重痔疮。

（3）宜"粗"——粗纤维食物：多进食纤维素高的蔬菜、水果及粗粮，如芹菜、韭菜、菠菜、红薯等，能促进肠道蠕动，促进排便，以防便秘。

（4）宜"润"—— 充足的水分：每天保证2000 mL的饮水量确保人体摄入充足的水分，同时摄取具有润肠作用的食物，如梨、香蕉、蜂蜜、芝麻油及其他动植物油，均能有效预防便秘，进一步防止痔疮。

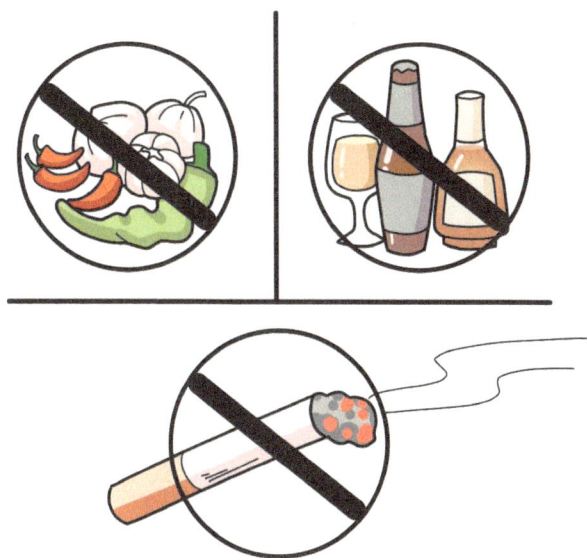

2. 排便须规律

（1）定时排便：养成定时排便的习惯，利于预防各种肛肠疾病。

（2）时间适当：每次排便时间不宜超过 5 分钟，改掉排便时玩手机、看书等不良习惯。

（3）便后清洁：便后使用温水清洗肛门，不仅有利于促进局部血液循环，还可避免肛周感染性疾病的发生。

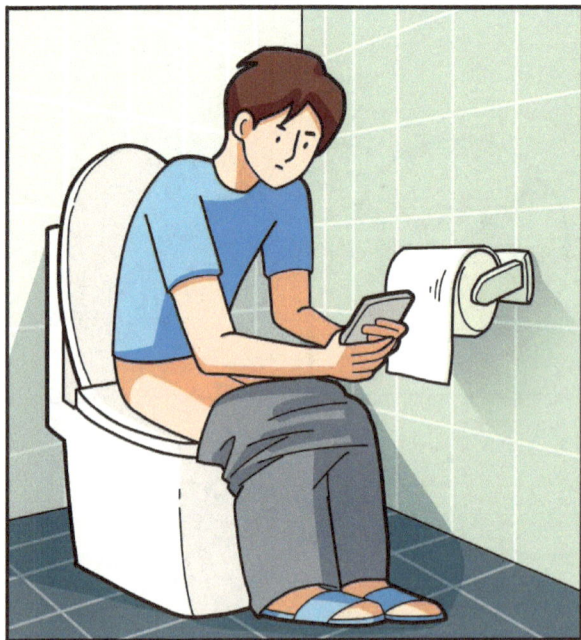

3. 动静需结合

（1）避免久坐久站：长时间坐及站立，导致盆腹部血流速度减慢，血液循环受阻，易导致痔疮。因此，尽量在坐或站立持续2小时后，简单运动或者躺着休息。

（2）常做提肛运动：提肛运动，中医称之为"撮谷道"，能很好地促进肛周血液循环，预防痔疮等肛周疾病，同时锻炼骨盆底肌肉，对于妇科、男科等相关疾病也有较好疗效。具体做法：类似忍大便，反复上提和放松肛门，一开一合，一松一紧。一提一松为一次，向上收缩时保持 5 秒，然后慢慢放松，5~10 秒后再收缩。重复做 30~50 次，持续 5~10 分钟，每天 2~3 组。

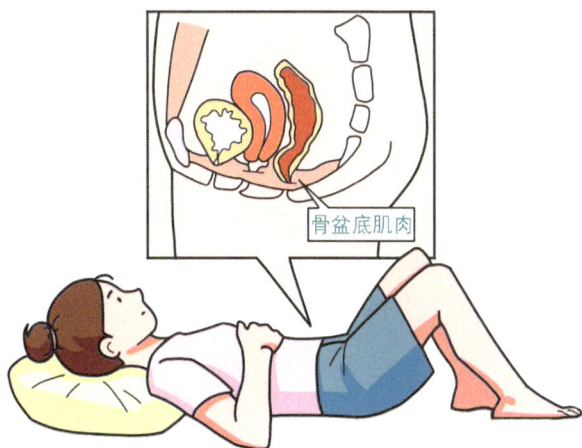

骨盆底肌肉

第二节
排暗红色血便，一定是肠癌吗

"医生，我上完厕所可以看到暗红色的血便，我是不是得了肠癌？"近日，一位 32 岁的女性患者在门诊就诊时神情紧张又忧虑地问道。

一位年仅 32 岁的女性患者，精神佳，体形正常，中气十足，吃得好，睡得香，为什么会怀疑自己得肠癌呢？我们带着疑问立即给她进行直肠指检和肛门镜检查。指检并未触及肿物，肛门镜检发现，该患者内痔痔体很大，尤其是截石位 3、7、11 点的痔体，相互挤压，导致肠腔堵塞，痔体黏膜充血水肿伴糜烂，痔体上端可见少量暗红色血。结合基本查体，病史询问，患者大便每日 1~2 次，成型，无黏液附着，小便正常。因此，我们可以初步排除肠癌的可能。这样的患者不在少数，门诊接诊时，我们发现怀疑自己得肠癌的患者越来越多。

随着经济发展，人们的生活水平逐渐提升，对自身身体健康的重视程度也日益增长。当我们的身体发出一些异常信号时，比如大便时带血，我们难免比较紧张。近几年，癌症相关知识日渐普及，有许多老百姓都知道了便鲜红色血可能是痔疮、肛裂等疾病引起的，而便暗红色血则可能是肠癌的表现。因此，当肠癌相关的临床表现出现在自己身上时，便过度紧张，甚至害怕面对，拒绝就医。

我们如何避免这种错误认知呢？

要想避免这种错误认知导致真实疾病治疗的延误及错误的心理暗示，我们必须了解不同疾病引起的便血有什么区别以及日常生活中我们如何迅速鉴别。引起便血的疾病有很多，整个消化道任何一个部位出血都有可能导致大便带血，总体分为上消化道出血和下消化道出血，中医称之为远血和近血。

一、上消化道出血——远血

食管、胃、十二指肠出血称为上消化道出血，多表现为大便隐血试验阳性或肉眼可见黑便、柏油样黑便，极少数为暗红色血便。此类便血通常都有基础疾病，如上消化道的炎症、溃疡、胃癌，或因肝硬化、服用非甾体抗炎药、阿司匹林等引起的上消化道出血。此类便血在日常生活中我们能感受到相应部位的不适感，如反酸、嗳气、烧心、进食前或进食后胃脘部胀痛等。同时，需要与正常的深褐色大便相鉴别。

二、下消化道出血——近血

十二指肠以下的肠道部分出血称为下消化道出血，包括小肠（空肠、回肠）、大肠（盲肠、阑尾、升结肠、横结肠、降结肠、乙状结肠、直肠、肛管），此类出血涉及的疾病众多，我们主要鉴别结肠出血和直肠下端及肛管出血引起的便血。

1.炎症性肠病、普通肠炎

炎症性肠病、普通肠炎均可导致肠黏膜糜烂、出血，血与大便相混合排出体外，肉眼可见鲜红色或暗红色血与大便混合而出，伴随白色或透明黏液。此类疾病通常伴有大便次数增多、腹痛、消瘦等临床表现，病程较长，需积极治疗。

2.痔疮

痔疮分为内痔、外痔、混合痔。出血常见于内痔及混合痔，出血部位多为痔黏膜出血，为鲜红色血。但需要注意的是，当痔体过大，堵塞肠腔致部分血液堆积过久可使血色变暗，排便时也可见少量暗红色血。痔疮出血可在便前，也可伴随大便而出或便后有血，出血方式可为滴血、喷血，量少时为厕纸带少量血，一般情况下无疼痛。长期便血可出现乏力、头晕、眼花等贫血症状，因此，有出血症状时需及时就医，依据个人具体情况确定药物治疗方案或手术治疗方案，才能避免小病成大疾。

3.肛裂

肛管黏膜撕裂出血，多为滴鲜红色血。但是，当肛裂裂口深大，出血过多，疼痛剧烈导致患者恐惧排便时也可出现血液聚积变暗。肛裂通常因大便干结、便秘、肛门狭窄等造成，而肛裂会导致或加重便秘和肛门狭窄，由此形成恶性循环。除便血以外，肛裂最具鉴别性的症状为周期性疼痛，疼痛可持续几分钟至几小时不等，伴随大便排出困难、大便干结等症状。肛裂若经久失治可并发肛窦炎、肛乳头炎及肥大性肛乳头，甚至形成哨兵痔。因此，肛裂也不容轻视，需要及时治疗。

4. 肠癌

便暗红或鲜红色血、大便变细、排便习惯改变等，可伴随体重减轻、黏液便、乏力、腹痛、贫血及其他肿瘤转移症状。直肠指诊对于发生于直肠下端的肠癌早期诊断具有重要意义。早期肠癌可能并无便血症状，因此，常规体检可以通过直肠指检、肛门镜检、结肠镜检查筛查早期肠癌。

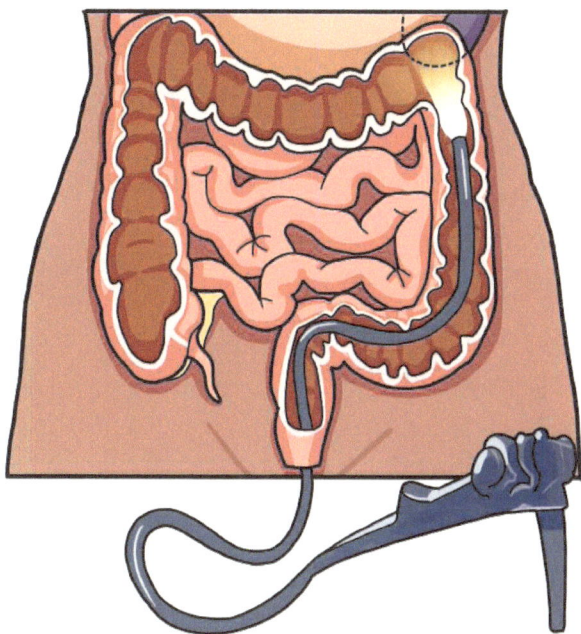

结肠镜检查

从中医学角度，肠癌便血多为大便与血混合并且血色晦暗，病因多与忧思郁怒、饮食不节、气滞血瘀、湿浊内生、正气不足相关。中医学讲究望闻问切、辨证论治，不可因单一症状决定疾病性质。望神、望形、望舌、诊脉、询问兼症以及体重变化缺一不可，结合检查，综合评判，才能避免误诊、漏诊。

我们常常谈"癌"色变，但其实并非所有癌都无法根治，不同部位、不同时期的肠癌，预后也不一样。当确诊肠癌后，我们要摆正心态，积极治疗。

所以，肠腔内见暗红色血或排出暗红色血一定是肠癌吗？当然不一定。我们不能单纯以大便颜色对自己下诊断，需要结合自身年龄、大便习惯和体重情况，进行初步评估，必要时需要结合结肠镜检查结果进一步排除肠癌的可能性。

在物质生活日益丰富的今天，美食无处不在，但食品安全仍有很大隐患，胃肠道疾病的发病率也在日益增长，有症状及40岁以上人群应重视肠镜、胃镜检查，做到疾病早发现、早治疗。同时，注意养成良好的生活习惯、排便习惯及饮食卫生，有助于预防肠道及肛门部疾病的发生发展。

第三节
了解肛瘘，学会护肛

　　肛瘘，对于老百姓来说，是一个既陌生又熟悉的名字，很多人从未听过这个病名，甚至不清楚正确读音，但是以下这些问题一定不陌生：肛周触及一个硬结，是痔疮吗？肛周或肛内有黄色分泌物流出，是大便失禁吗？久坐后肛门疼痛，或有血性分泌物，是肛裂吗？肛门周围总是潮湿瘙痒，是湿疹吗？其实，这些都是肛瘘最常见的临床表现。究竟什么是肛瘘？我们该如何预防肛瘘形成，保护好这个每天都要使用的重要部位？这是老百姓急需了解的知识。

一、何为肛瘘——"异常通道"

　　肛瘘的定义为肛管、直肠因肛门周围间隙感染、损伤、异物等病理因素形成的与肛门周围皮肤相通的一种异常通道。从定义中我们可以了解肛瘘的常见病因和临床表现。

1. 常见病因

　　（1）肛腺感染：长期腹泻、进食辛辣刺激食物、饮酒过度、过度劳累、体质下降等都可导致肛腺感染，引起肛瘘形成。

（2）肛门损伤、异物：肛门部手术、肛门部外伤、灌肠、肛门镜检查或肛门异物直接导致肛管损伤，因细菌感染伤口，感染扩散形成瘘管。

（3）结核、放线菌：结核、放线菌可引起肛门直肠感染，进而导致肛瘘。

2. 临床表现

肛瘘常见的症状为肛周或肛内有脓液流出、肛门局部胀痛或跳痛、肛周皮肤潮湿、瘙痒。其体征为在肛周皮肤上可触及外口，触之较硬，按压有或没有脓液流出，若沿着外口摸寻可触及条索状硬结通向肛内。

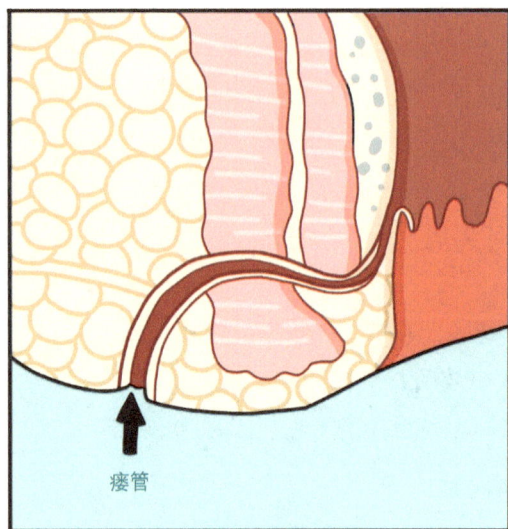

瘘管

肛瘘解剖示意图

二、肛瘘的治疗——"手术很有必要，中医药治疗优势显著"

1. 手术治疗

肛瘘一旦形成，必须通过手术治疗，剥离瘘管，清除内口及外口，切除坏死组织，使伤口引流通畅，通过术后专科换药使伤口完全愈合，才能治愈。非手术治疗可缓解部分症状，但风险较大，且不能治愈。手术方式需要根据肛瘘的分型和患者具体病情决定。常用的手术方式有肛瘘切开术、肛瘘挂线术、肛瘘切除术、切开挂线术、开窗对口引流术、保留括约肌术、肛瘘栓塞等。

2. 创面专科换药

中医药对于肛瘘术后创面的治疗优势显著。肛瘘术后换药阶段和手术阶段同等重要。中药熏洗坐浴、中药油膏、中药水剂换药及药线引流等，有助于改善患者术后疼痛、加速创面愈合。

（1）中药油膏优点：柔软、滑润、不会板滞黏着患处；覆盖创面全，避免外来刺激和细菌感染；有消肿止痛、清热解毒及凉血止血之效。

（2）中药水剂优点：流动性强，能清洁创面；有消肿、清热解毒之效。

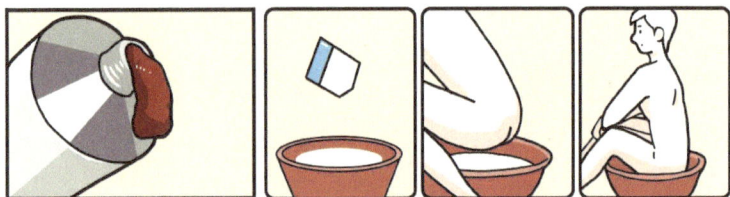

中药油膏涂抹、中药水剂坐浴示意图

三、肛瘘的预防——"未病先防，即病防变"

1. 未病先防

对于没有基础疾病的人而言，肛瘘的预防在于养成良好的生活习惯。如调整饮食结构，少食辛辣刺激食物，避免腹泻、肠道炎症引起的肛腺感染；调整作息，避免过度劳累，加强锻炼，增强个人体质，降低感染风险；保持肛周清洁，养成良好的卫生习惯。

对于有慢性肠道疾病的患者，如克罗恩病、慢性结直肠炎等，积极治疗原发病是最重要的预防手段。

对于有肛周脓肿的患者，应尽快治疗，避免脓液引流不畅形成瘘管。

2. 即病防变

若肛瘘已确诊，应及早治疗，避免外口阻塞引起脓液积聚，引流不畅，继续引起更大范围感染，增加手术难度和延长术后恢复时间。

正确认识肛瘘，预防肛瘘，早发现早治疗，才能保护肛门功能，提高生活质量。

第四节
便秘——你真的了解吗

一、排便不顺畅就是便秘吗

便秘表现为排便次数减少、粪便干硬和(或)排便困难。

(1)排便次数减少指每周排便少于 3 次。

(2)排便困难包括排便费力、排出困难、排便不尽感、排便费时以及需手法辅助排便。

(3)慢性便秘的病程至少为 6 个月。

二、便秘的病因

慢性便秘可由多种疾病引起，包括功能性疾病和器质性疾病。不少药物亦可引起便秘，如镇痛药、抗胆碱类药、抗抑郁药、钙离子拮抗剂、利尿剂等。在慢性便秘的病因中，大部分为功能性疾病，包括功能性便秘、功能性排便障碍和便秘型肠易激综合征。

功能性疾病致便秘的病理生理学机制尚未完全阐明，可能与结肠传输和排便功能紊乱有关。按照目前的病理生理学机制，可将功能性疾病所致的便秘分为慢传输型便秘、排便障碍型便秘、混合型便秘、正常传输型便秘。

功能性便秘与多种因素相关，常见的有进食量少，进食食物缺乏纤维素和水分，精神因素、工作紧张及压力等干扰正常排便习惯，结肠运动功能紊乱，腹肌及盆腔肌张力不足，滥用泻药引起的药物依赖，老年体弱活动过少，结肠冗长等。

三、便秘的表现

便秘主要表现为便意少，便次少，排便艰难、费力，排便不畅，大便干结，排便不尽感，严重者可伴腹胀腹痛等。由于便秘是一种较为普遍的症状，症状轻重不一，大部分人很容易忽视。当发生便秘并出现便血、贫血、消瘦、发热、黑便、腹痛等情况时应及时去医院就诊，做进一步检查和治疗。

四、便秘的治疗

治疗的目的是缓解症状，恢复正常肠道动力和排便生理功能。因此，治疗的总体原则是个体化的综合治疗，包括：推荐合理的膳食结构，养成正确的排便习惯，调整患者的精神心理状态；对有明确病因者进行病因治疗；需长期应用通便药维持治疗者，应避免滥用泻药；外科手术应严格掌握适应证，并对手术疗效做出客观预测。

1. 一般治疗

多吃蔬菜、水果、玉米、大豆等食物，增加膳食纤维摄取量。

西梅能有效改善大便干结症状，利于大便排出。

2. 药物治疗

交替使用各种泻药，并加用益生菌类药物调节肠道菌群，酌情使用容积性泻药(如可溶性纤维素和不可溶性纤维素)、润滑性泻药(如石蜡油、开塞露)、高渗性泻药(如乳果糖、山梨醇、聚乙二醇等)、刺激性泻药(如大黄、番泻叶、芦荟等)、促动力药(如莫沙必利、伊托必利等)。刺激性泻药较为强烈不适于长期应用。

3. 器械辅助治疗

如结肠水疗、清洁灌肠等。

4. 手术治疗

慢性便秘病情严重或保守治疗无效，结肠传输功能障碍型便秘可考虑手术治疗。

五、特殊人群便秘的治疗原则

1. 老年人

缺乏运动、因慢性疾病服用多种药物是老年人发生便秘的主要原因，应尽量停用导致便秘的药物，注意改变生活方式。对粪便嵌塞者，应首先清除嵌塞的粪便。通便药可首选容积性泻药和高渗性泻药，对严重便秘患者，可短期适量应用刺激性泻药。

2. 妊娠妇女

增加膳食纤维、多饮水和适当运动是这类患者的主要治疗措施，容积性泻药、乳果糖、聚乙二醇安全性好，可选用。

3. 儿童

基础治疗包括家庭教育、合理饮食和排便习惯训练，对于粪便嵌塞者，可选用丙三醇制剂(通用名为开塞露)或温0.9%氯化钠溶液灌肠。容积性泻药及高渗性泻药(如乳果糖、聚乙二醇)效果及耐受性良好。

4. 糖尿病患者

便秘是糖尿病患者最常见的消化道症状，虽然控制血糖可能对糖尿病患者的便秘治疗有益，但糖尿病患者便秘仍少有特异性治疗措施。可尝试使用容积性泻药、高渗性泻药和刺激性泻药。

5. 终末期患者

终末期患者发生便秘与运动和进食减少、使用阿片类药物等有关。预防性使用泻药极为重要。推荐刺激性泻药或联合渗透性泻药或润滑性泻药。

六、便秘的预防

1. 饮食调节

饮食调节是最简单易行的方法，首先是多喝水，每天保持足够的饮水量，足量饮水，使肠道得到充足的水分可利于肠内容物的通过。其次多食青菜、韭菜、芹菜、番薯等。

2. 适当锻炼

迈开腿，适当的运动和锻炼均能增强胃肠活动及蠕动。

3. 养成良好的排便习惯

每个人都有各种习惯，排便也不例外，到一定的时间就要排便，如果经常拖延排便时间，破坏良好的排便习惯，可使排便反射减弱，引起便秘，所以不要人为地控制排便感。

4. 积极治疗

应积极治疗全身性及肛周疾病，防止或避免使用引起便秘的药物，培养良好的心理状态，均有利于便秘防治。

第五节
急性胃肠炎的正确处理

日常生活中，我们很容易吃到一些不干净的食物，或者是不良的饮食习惯而刺激到胃肠，很容易引起急性胃肠炎。尤其现在正是炎炎夏日，过多的生冷饮食或者变质食物更易引起急性胃肠炎。那么生活中出现急性胃肠炎该怎么办？别困扰，正确认识急性胃肠炎，掌握几个小方法就能帮你缓解！

一、何为急性胃肠炎

急性胃肠炎的是胃肠黏膜的急性炎症，主要分为细菌性胃肠炎和病毒性胃肠炎，多发于夏季。通常根据病原体的不同分为细菌性和病毒性两大类。

1. 细菌性胃肠炎

以沙门菌、副溶血弧菌以及金黄色葡萄球菌感染最常见。其多由于饮食不慎，主要包括吃了被污染的家禽、家畜、鱼，或吃了嗜盐菌生长的蟹、螺等海产品及吃了被金黄色葡萄球菌污染了的剩菜、剩饭等而诱发本病。此外，进食生冷食物或某些药物如水杨酸盐类、磺胺、某些抗菌药物亦可诱发本病。

2.病毒性胃肠炎

又称为病毒性腹泻，是由多种病毒引起的一种急性肠道传染病。其中最为严重的是轮状病毒感染。轮状病毒感染多见于秋季，因此也称为"秋季腹泻"。全世界因急性胃肠炎住院的儿童中，有40%～50%为轮状病毒所引起。

诺如病毒多见于冬季，属于自限性疾病。

二、急性胃肠炎有哪些表现

急性胃肠炎的临床表现以腹泻为主。

1.轻型腹泻

全身状况良好，每天大便在10次以下，大便为黄色或黄绿色，有少量黏液或白色皂块，粪质不多，有时大便呈蛋花汤样。

2.严重腹泻

每天大便数次至数十次。大量水样便，有少量黏液，常伴恶心呕吐、食欲低下，有时呕吐出咖啡样物。如腹泻严重可造成电解质紊乱；如出现低血钾，可有腹胀感，甚至出现全身中毒症状；如不规则低热或高热，会烦躁不安进而精神不振，意识蒙眬，甚至昏迷。

三、如何及时正确处理急性胃肠炎

1. 饮食调理

急性胃肠炎初期患者通常有呕吐、腹泻等症状，失水较多，因此需要补充液体，可供给鲜果汁、藕粉、米汤、蛋汤、米粥、酸奶等流质食物，酌情多饮凉开水、淡盐水，并鼓励其摄入清淡流质或半流质食物，以防止进一步脱水。尽量避免进食高脂肪的煎、炸、熏制的鱼肉及高蛋白的牛奶等食物。

2. 调整肠道菌群

可以使用含有益生菌类的药物(如整肠生、培菲康、妈咪爱等)，男女老少及婴幼儿皆宜，该类药物安全可靠，可作为家庭常备药品。

3. 适当使用止泻药物

家中可常备一些止泻药物(如蒙脱石散)，能够在胃肠道形成保护膜，对消化道内的病毒、病菌及其产生的毒素具有抑制作用，该药原材料取自天然矿物质(蒙脱石)，男女老少皆宜，安全性较高。

4. 抗菌药物

比如喹诺酮类抗菌药物氧氟沙星、诺氟沙星等。此类药物建议在医生指导下服用，预防抗菌药物的滥用，当急性胃肠炎出现较为严重的腹泻症状时可以服用此类药物防治感染。

以上治疗方案无效或症状进一步加重，如一天腹泻超过

10 次或以上，伴有高热、呕吐不止、昏迷等症状时，需要及时到医院就诊，配合医生完成相关的检查（抽血化验等），遵医嘱服用止泻止吐药，必要时还需进行抗感染及补液纠正水电解质平衡等治疗。

四、如何预防急性胃肠炎

1. 注意饮食卫生

烹饪前后及饭前便后勤洗手，不吃生食或未煮熟的食物，处理生熟食物时切莫共用砧板，外食时留意餐具是否干净，蔬果清洗干净。

2. 养成良好的饮食习惯

夏季高温，食欲会变差，多数人选择凉菜或生冷冰鲜食物，切忌空腹食用冰凉食物，避免因胃食管反流而出现打嗝、嗳气、胃部灼热等不适症状。

3. 饮食规律

勿暴饮暴食。此外夏季高温，应多饮水，注意补充体内水分。

4. 坚持锻炼

夏季锻炼完及时补充水分，增加肠道蠕动。

第六节
"肛裂"难言的痛

一、肛裂的定义

肛裂是肛门口形成的梭形裂损，即肛门部位的撕裂伤，是一种以肛管皮肤全层纵行裂开，并形成感染性溃疡的慢性疾病。其特点是青壮年好发，女性多于男性，好发于肛门部的后正中部位。其特有的周期性疼痛常使患者疼痛难忍。

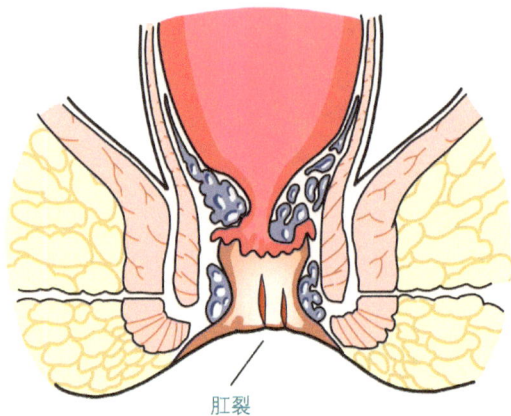

肛裂

肛裂解剖示意图

二、肛裂的临床表现

1. 症状

肛裂的典型临床表现为疼痛、便血和便秘。

疼痛：是肛裂的最主要症状，疼痛的程度和持续的时间预示着肛裂的轻重。一次典型的肛裂疼痛周期为：疼痛→缓解→高峰→缓解→再疼痛。排便时粪便刺激溃疡面的神经末梢，造成便后严重的烧灼样或刀割样疼痛，便后数分钟疼痛缓解，此期称疼痛间歇期。待到再次排便，疼痛再次发生。

便血：以排便时滴血或便后纸上擦血为主，血色鲜红，出血的多少与裂口的深浅、大小有关。肛裂便血也会周期性反复发作。

便秘：很多肛裂患者本身就有便秘，一些患者因肛门疼痛恐惧排便，久而久之粪便更加干硬，便秘又可使肛裂加重，如此往复形成恶性循环。

2. 体征

好发于肛管后正中或前位溃疡，慢性肛裂可伴有哨兵痔、肥大性肛乳头、肛窦炎、潜行窦。

3. 分类

Ⅰ期肛裂：肛管皮肤浅表纵裂溃疡，创缘整齐，基底新鲜、色红，触痛明显。

Ⅱ期肛裂：有肛裂反复发作史。创缘不规则，增厚，弹性差，溃疡基底部常呈灰白色，有分泌物。

Ⅲ期肛裂：肛管紧缩，溃疡基底部呈纤维化，伴有肥大性肛乳头，溃疡附近有哨兵痔，或有潜行瘘形成。

很多患者因不堪疼痛来就诊，但有些人因为畏惧手术或不想耽误工作等，想要寻求保守治疗，大多数患者在听到这个病后总是喜欢问一句，如果我不做手术能自愈吗？

通常Ⅰ期肛裂大部分可以自愈或仅有少量鲜血，便后也没有痉挛性的疼痛。如果平时注意肛门部位的清洁，并且保证大便质地软，能够比较顺畅排出，或者通过药物保守治疗即可痊愈。但是比较严重的肛裂，尤其是Ⅱ期、Ⅲ期肛裂，是很难自愈的，往往需要手术治疗。

三、肛裂的治疗

1. 如何预防肛裂加重，促进肛裂自愈

首先要注意的就是肛门部位的清洁，如果破损面新鲜、干净，创面会较快地愈合。确保便后肛门清洁，温热水坐浴10分钟左右可松弛肛门括约肌，改善局部血液循环，减轻疼痛，并清洁局部，促进创口愈合。其次避免久坐（工作、开车、长途旅行等），注意饮食，搭配纤维素含量高的食物以保证排便的顺利，尽量避免吃一些辛辣刺激的食物，因为辣椒素无法被消化道吸收，排便时会刺激肛门口的裂损，从而影响其愈合。最后就是每日饮水量要足够，保证肠道内有足够的水分，使粪便质地软，这样就不会对伤口造成很大的刺激。

2. 药物和手术治疗

确诊肛裂后应在医生指导下用药治疗，一般有口服缓泻药，使大便松软、润滑，以利排便；局部外用栓剂，缓解内括约肌痉挛以期达到手术效果。肛裂能否愈合取决于裂口深度、裂损时间和患者本身的排便情况。如果肛裂长久不愈，往往已经在裂损表面形成了陈旧的肉芽或是产生增生、纤维化等改变，及时手术是解决肛裂之痛的首选方法。

第七节
正确认识肠息肉

　　随着生活水平的提高和饮食习惯的改变，经肠镜检查后发现肠息肉的患者越来越多。肠息肉作为一种消化系统病变，主要与现代人习惯于"二高一低"（高脂肪、高蛋白、低膳食纤维）的饮食结构和越来越少的运动量有关。何为肠息肉？当被告知是肿瘤的一种时，患者往往都会很紧张。它是不是癌？或有朝一日会不会转变为癌？如何预防肠息肉？

一、肠息肉的定义

　　肠息肉指突出于肠腔表面的隆起，在没有确定病理性质前统称为息肉，其发生率通常随年龄的增加逐渐上升，男性多见（男性高出女性 1.5~2.5 倍），病变部位以结直肠多发，与结肠癌的发病有密切关系。患者通常无明显症状。有症状者，常首发表现为间断性便血或大便表面带血。可有便秘和腹泻交替，少数患者伴有腹痛。若息肉在结肠腔内，会压迫粪便，导致大便形状异常。

二、肠息肉的分型

1.肠息肉的传统分型

息肉多按大体形态学或组织学、病理、病理生理、病变性质等分型。目前国内外应用较多的是 Morson 组织分类，即肿瘤性、炎症性、化生性、错构瘤性四类。

2.肠息肉的临床分型

临床上广泛可见多发息肉，若很多息肉聚集直肠或累及结肠者谓之息肉病。根据息肉有蒂或无蒂分为有蒂型、亚蒂型、扁平息肉。根据息肉所处位置分为食管息肉、胃息肉、小肠息肉、大肠(结肠和直肠)息肉等，其中以胃和大肠息肉最为常见。根据息肉大小，直径 0.5 cm 以下的为微小型息肉，直径 0.6~0.9 cm 的为小型息肉，直径 1.0~2.9 cm 的大型息肉，直径≥3.0 cm 的息肉则为巨大型息肉。临床上倾向于将直径超过 2.0 cm 的息肉称之为大型息肉。该分类不仅能在一定程度上反映息肉的良恶性的可能性，同时也可判断内镜切除的可能性及难度。

三、肠息肉的症状

1.大便颜色改变

如大便带血、色鲜红、量不多，无自觉疼痛或者大便中杂有血丝以及混有粉红色黏液之类的。

2. 大便习惯改变

包括大便时间、次数的改变，以及便秘或不明原因的腹泻，特别是便秘与腹泻反复交替出现。如果同时伴有腹痛，更要提高警惕。

3. 大便形状异常

正常的粪便应该呈圆柱形，但如果息肉在结肠腔内，压迫粪便，则排出时往往会变细，或呈扁形，有时还附着有血痕肠息肉。当然，此类临床症状特别少见，因为肠息肉大部分没有症状，一旦出现症状，尤其是血便，可能是息肉比较大，或者息肉已经癌变了。

若出现不典型的症状，如腹泻、黏液便、大便习惯改变、便变细条、次数增多，都可以进行肠镜检查。因为早期检查特别重要，早期检查可以明确诊断：息肉多大，发展到什么程度。及时切掉息肉，可使肠癌的发病率明显降低。

四、肠镜检查

随着结肠镜检查的普遍应用，体检也发现越来越多的肠息肉。那哪些人群需要体检呢？

（1）家族成员中有结肠癌或肠息肉者。

（2）长期生活在息肉多发地区，如上海等。

（3）长期西方化饮食（高脂肪、高动物蛋白、低纤维素等），常吃油炸食物。

（4）年龄大于50岁者。

（5）有相关疾病，如肝硬化、乳腺癌等。

五、肠息肉的治疗

肠息肉特别是腺瘤性息肉即属癌前病变，一旦检出均应处理，原则上经内镜下切除或破坏。大多数息肉可通过内镜处理后治愈。

内镜下介入治疗包括以下几种方法：注射疗法（无水乙醇、硬化剂），套扎疗法，微波治疗法，激光治疗法，高频电切、电凝法。内镜下无法切除的息肉应积极手术治疗。切除的腺瘤应仔细切片检查，若无癌变则无须进一步治疗。

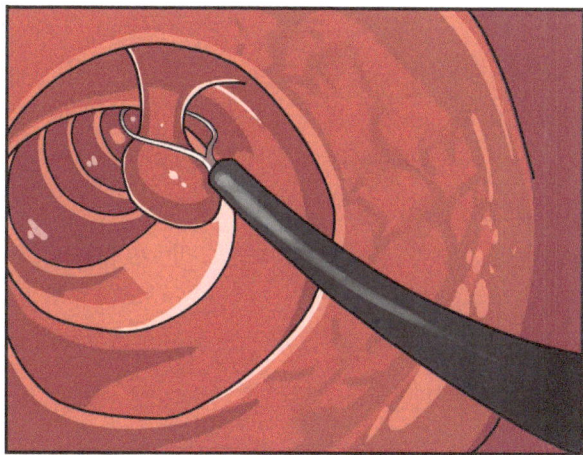

内镜介入治疗肠息肉示意图

腺瘤性息肉癌变一般为高分化型，常发生于带蒂息肉的顶部，不侵及黏膜肌层。如果发现只局限在息肉表面黏膜层的癌变（原位癌），只要腺瘤已全部摘除，同样不需进一步手术治疗，但需随访观察，原则上在初次结肠镜检时，应同时将发现的全部腺瘤性息肉清除。随访适于年内进行，以发现前次治疗遗漏的任何病变及可能出现的新病变。如随访正常，下次随访检查的间隔时间为 2~3 年。

六、肠息肉的预防

几乎所有的化学预防手段均相当于针对结直肠癌的一级预防，而对于结直肠息肉来说却是二级预防，即防止其复发。所以我们需要做的就是在生活中要格外注意以下几点。

（1）要作息有时，避免过劳。

（2）饮食结构要均衡合理。应少吃肥肉、煎炸熏烤以及过于辛辣的刺激性食物，多吃些富含膳食纤维的粗粮、新鲜蔬菜和水果，同时还要戒烟限酒，这样既可以补充多种维生素和矿物质，又能保持大便通畅，减少有害废物对肠道的损伤。

（3）要坚持参加有氧运动，以增强体质，提高抗癌能力。

（4）保持乐观的心态。

只要我们足够重视身体健康，改变不良饮食习惯，注重锻炼及作息有规律，做到肠息肉的早检查、早发现、早诊断、早内镜下治疗，就一定能够阻断肠息肉发展为肠癌。

第八节
一鼓作气之"疝气"

疝气，非仙气，初期可能只是一个小鼓包，但切勿以"疝"小而不为，对其置之不理。

我们先来看个实例：王大爷，70岁，3天前与小孙子在家玩耍时不小心下腹部碰到了桌子角，当时也没有特别的不舒服，所以没在意，也没到医院就诊。1天前突发腹痛，逐渐加重，而且伴随有腹胀、恶心、呕吐等症状，家人急急忙忙将他送到医院，诊断为弥漫性腹膜炎、肠穿孔，急诊做了手术。

碰了桌子角一下，而且碰得也不重，王大爷怎么就肠穿孔了呢？原来王大爷已经有疝气两年了，到医院去看过，当时医生就告知需要手术，但王大爷觉得就是下腹部鼓了一个小包，饮食、睡眠、大小便都很正常，只是偶尔走路时间长了有点下腹坠胀，所以就没做手术，经过这次劫后余生，王大爷悔不迭当初没有听从医生的建议早做手术。

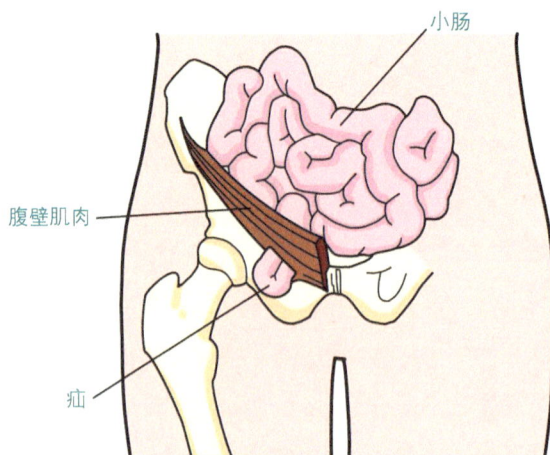

小肠

腹壁肌肉

疝

腹股沟疝解剖示意图

一、什么是疝

疝是普外科较常见的疾病之一，是指腹腔内的某个器官经先天或后天形成的薄弱点、缺损或者孔隙进入另一个部位。疝有多种，包括腹股沟疝、脐疝、股疝、闭孔疝、切口疝、造口旁疝等。本章主要针对腹股沟疝进行阐述。腹股沟疝可分为腹股沟斜疝和腹股沟直疝，腹股沟直疝多见于老年人。

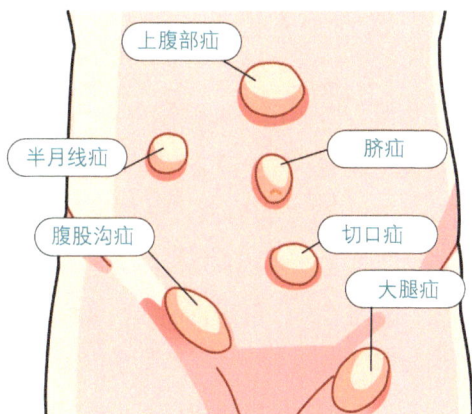

疝的常见部位示意图

上腹部疝

半月线疝

脐疝

腹股沟疝

切口疝

大腿疝

疝的治疗方式多种多样，手术方式也有很多。婴幼儿和老年人是发病率较高的人群，所以现实生活中人们因疝气做手术总会有各种各样的顾虑。比如孩子太小了，担心麻醉对其智力有影响，老人年纪大了手术风险高，等等。但是患者如果到正规医院就诊，医生会明确告知手术是唯一能治愈疝的方法。

二、疝如何治疗

部分患者可以观察或者需要其他治疗方法。比如 1 岁以内的婴儿可以观察，等到 1 岁后如果疝越来越大再做手术，但是观察期间要预防疝嵌顿，一旦发生疝嵌顿及时到医院行手法复位。

其他治疗方法最常见的就是疝带治疗，但这种方法仅仅适于年老体弱或因其他疾病不能手术的患者。

三、哪些疝要做手术

为什么有些疝气一定要做手术呢？

一种情况就像王大爷，虽然没有什么不舒服，但一不小心受到外伤就会引起腹腔内器官的损伤。另外腹腔内的肠管卡压在疝环处，如果不能及时复位，卡压时间长会导致肠管坏死。此外有的患者疝很大，影响了日常生活，需要手术解决。

但是腹股沟疝患者有很多，是不是每个患者的手术都是同一种做法呢？当然不是，每个患者的情况不同，身体的基础条件也不同，所以我们选择的手术方式也不同。

1. 腹腔镜腹股沟疝疝囊高位结扎术或开放疝囊高位结扎术

此种术式主要适用于幼儿，做法就是在腹腔镜下或者开放直视下用一根线将疝的"小洞"缝上，随着幼儿的生长发育，腹壁的缺损也就长好了。

2. 腹腔镜腹股沟疝修补术

此种术式主要用于青壮年或者身体条件好的老年人，做法是通过腹腔镜将补片放置到腹股沟的缺损处将缺损修补，就像给破了洞的衣服打个补丁。这种手术方式的优势是创伤小、恢复快，术后腹股沟区不适感轻，尤其适用于双侧腹股沟疝的患者。

3. 开放腹股沟疝修补术

此种手术适用于巨大疝、既往有腹部手术史估计腹腔内粘连严重以及不能耐受全麻的患者。其做法是在腹股沟区作 1 个

5 cm 左右的切口，将补片修补于腹壁的缺损处。

此外，腹股沟疝的手术方式还有很多种，补片的材料也各种各样，不再一一赘述。

四、疝可以预防

对于疝的高发人群，建议平常保持大便通畅，饮食结构健康合理，避免剧烈咳嗽，适当锻炼，患有前列腺肥大及慢性支气管炎的老年人应及时治疗，减少剧烈咳嗽或排尿困难造成的腹腔压力增大。

家中如果有疝气患者，应当及时到医院就诊，根据医生的建议选择合适的治疗方式，以免出现王大爷那样的特殊情况。

第九节
肝胆管结石的诊治与预防

　　肝胆管结石，又名肝内胆管结石，即形成于肝内各级胆管的结石所引发的疾病，是我国的常见病之一，尤其多见于华南、西南、长江流域及东南沿海等地。该病的历史十分悠久，在距今两千多年的西汉马王堆女尸身上就有发现。但即使有着上千年的治疗实践经验积累，人类也尚未找到根治这一顽疾的方法，无论何种治疗手段，都不能杜绝结石残留和复发的风险。反复发作的结石，既给患者带来了身体上的痛苦，又为临床医生增加了工作上的负担。

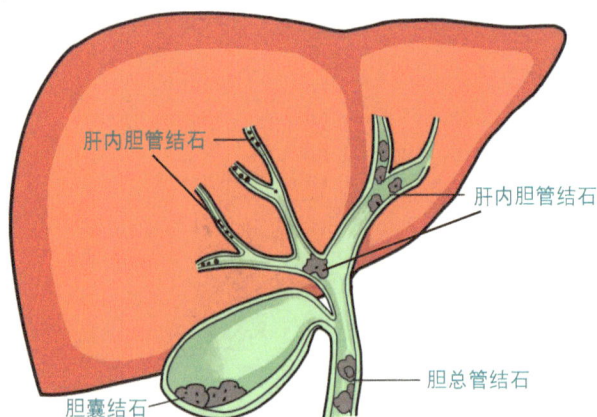

肝内胆管结石示意图

一、结石的产生与发展

肝胆管结石的病因尚未完全为人类所知晓，目前已知的高危因素主要有胆道感染、胆管变异及胆道蛔虫钻入等。当存在以上高危因素时，胆道就有可能发生狭窄，继而使胆汁的流速减缓，发生胆汁淤积，为结石的形成提供必要条件。结石形成之后，既有可能弥散分布至全肝，也有可能在某一胆管汇合口发生嵌顿，使其属支内结石无法引流，呈现出肝叶、肝段或半肝的区域性分布。

二、肝胆管结石的并发症

形成于肝内胆管的结石，一方面会使胆管的狭窄和胆汁的淤积加重，继而使胆管周围纤维组织增生，甚至形成纤维束伸至肝实质内，使其发生胆汁性肝硬化和门静脉高压症；另一方面结石对胆道长期反复的损伤，可能会造成胆道的糜烂、溃疡、胆管门静脉瘘和胆道大出血，甚至是胆管癌的发生。梗阻与结石的同时存在，造成了继发性胆道内感染和胆管壁炎症，这些脓性胆汁、细菌及毒素既可在胆道内高压的作用下进入血液循环，引发脓毒血症、菌血症或毒血症，也会累及肝实质而形成胆源性肝脓肿，脓肿又可向周围的胸膜腔、支气管、心脏、胃肠道、皮肤、腹膜腔等区域或组织穿透，形成各种外瘘或内瘘，情况严重时还可危及生命。肝内胆管结石还有下降至胆总管，形成胆总管结石的可能性，一旦发生，可能会继发急性梗阻性化脓性胆管炎、梗阻性黄疸以及胆源性胰腺炎等并发症。

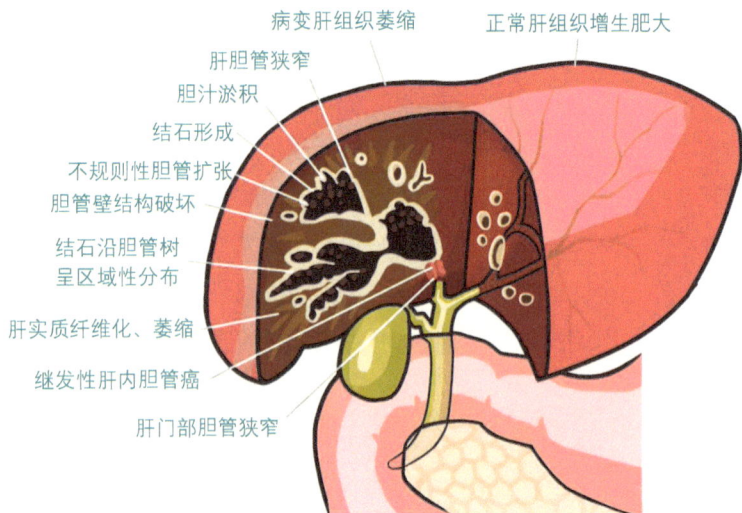

病变肝组织萎缩
正常肝组织增生肥大
肝胆管狭窄
胆汁淤积
结石形成
不规则性胆管扩张
胆管壁结构破坏
结石沿胆管树
呈区域性分布
肝实质纤维化、萎缩
继发性肝内胆管癌
肝门部胆管狭窄

肝胆管结石病的病理改变模式图

三、肝胆管结石病的诊断

肝胆管结石的诊断不能只找到结石的位置，更应该明确胆道狭窄及变异和肝脏萎缩的程度及其部位，目前主要依赖于各项影像学检查，但由于各项检查方法都有其局限性，单一的检查通常不能获得对疾病全面的诊断，往往需要多种影像学检查相互印证才能达到目的。

1. B超

一般作为肝胆管结石病的首选检查。虽然可以提示结石的存在，但却不能提供胆管的整体影像，更难以显示胆管的狭窄部位、肝脏的萎缩部位和合并的肝外胆管下段结石，因此不能作为是否行外科手术治疗的全部依据。

2. CT

既可以全面地显示结石在肝内胆管中的分布，也能提示胆道系统的扩张程度和肝实质的病变情况，对肝胆管结石病的诊断具有重要的临床价值。通过系统地观察各层面 CT 照片，即可得知肝内胆管系统的立体构象及肝内结石的立体分布情况。在一般情况下，CT 与 B 超的联合应用能为手术方案的制定提供可靠的依据。但 CT 同样难以直接显示胆管的狭窄部位，亦不能发现不伴有明显胆管扩张的细小结石以及密度与肝实质相似的结石，因此还需借助其他的影像学检查手段。

3. MRI、MRCP

MRI 兼具断层扫描及胆道成像的优点，对肝胆管结石病的诊断价值优于 CT，但它对结石图像的显示不如 CT 和 B 超清晰，且对狭窄胆管的显示不如胆管直接造影清晰准确。当 MRI 结合 MRCP 时，可多方位显示肝内胆道系统，从而准确地判断出肝内胆管结石的分布情况、胆管系统狭窄与扩张的部位和范围以及肝实质病变的区域和程度，能为手术方案的制定提供较多的参考。

四、肝胆管结石病的治疗

手术治疗是肝胆管结石病的主要治疗方法。针对不同部位和大小的结石，都有其最适宜的术式，但无论哪种术式，都要遵循一个基本宗旨，即"去除病灶、取尽结石、矫正狭窄、通畅引流、防止复发"。

1. 肝部分切除术

通过直接去除结石及病变的肝组织，既能最大限度地清除结石、狭窄的胆管及感染的病灶，使结石不再复发，又能清除有癌变风险的相应肝段和肝叶。据统计，肝部分切除术的治愈率为95%～98%。

2. 胆道镜取石

即通过胆道寻找结石，并用取石网篮将其取出，这种方法既能明视胆管内病理状况，辨别胆管结石、肿瘤和异物，还能观察胆管黏膜病变，对可疑病变可取活体组织或脱落细胞做病理检查。目前已作为肝内胆管结石手术治疗中的常规操作和重要辅助手段。

3. 经皮肝胆管穿刺碎石取石术（PTCSL）

PTCSL 是一种新兴的手术方式。先于术前在肝胆管结石较集中的区域放置一根经皮肝穿刺胆道引流（PTCD）管（必要时也可放置两根于不同区域），术中再通过该管道建立肝内胆管到外界的通道，并在此通道中置入输尿管硬镜，通过内镜可轻易找到结石所在的部位，对于较小的结石可直接使用取石网篮取出，若结石较大难以取出或形成铸型结石，还可使用钬激光碎石，将难以取出的结石打成小块，便于后续的取出。相较于传统手术，PTCSL 创伤小，并发症少，更重要的是，即使是对于无手术适应证的难治性结石患者，其也可获得接受该手术治疗的机会，为患者的治疗方案提供新的选择。

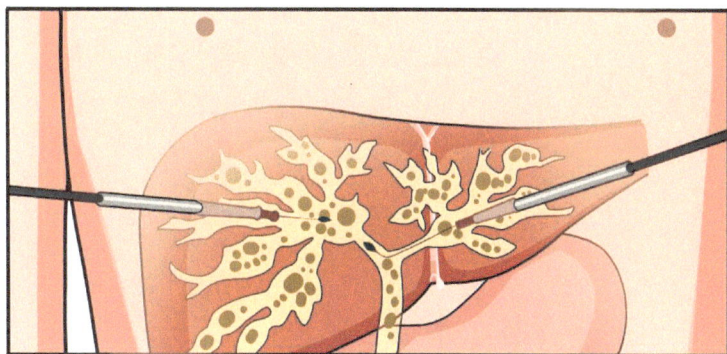

PTCSL 示意图

五、肝胆管结石的预防

需要认识到，肝胆管结石的发生发展与患者的生活习惯和基础疾病有着很大的关联，单纯的手术治疗不能保证可以根治结石，均有结石残留和复发的风险。因此，结石预防工作显得尤为重要。对于有胆道感染或胆道先天性解剖变异等高风险人群而言，培养健康的饮食习惯和生活方式、积极治疗原发疾病是非常有必要的；此外，还需要定期对肝脏进行 B 超复查。通过改善自身高血脂状态及早期发现结石的存在，对于预防结石的发生和抑制结石的进展大有裨益。

第十节
揭秘急性胰腺炎

一、胰腺是什么器官

自古以来,我们会经常提到五脏六腑,我们对于五脏六腑及其功能都有或多或少的了解。然而,对于胰腺这一器官,却了解得相对偏少。但是,随着西医对各脏器的深入研究,我们发现胰腺作为一个消化器官,能通过内分泌及外分泌的方式对机体起到非常重要的调节作用。

1. 胰腺在哪里

胰腺位于中上腹部,紧贴腹腔后壁,位于腹膜腔之外。在其右侧,十二指肠呈 C 字形对胰头进行包绕,其前方为胃的后壁,其尾侧与脾脏相邻,其体部背侧与左肾及左肾上腺相邻。

2. 胰腺有哪些作用

首先,胰腺通过胰岛细胞分泌胰岛素、胰高血糖素、胃泌素、血管活性肠肽等内分泌激素。其中最重要的是胰岛素及胰高血

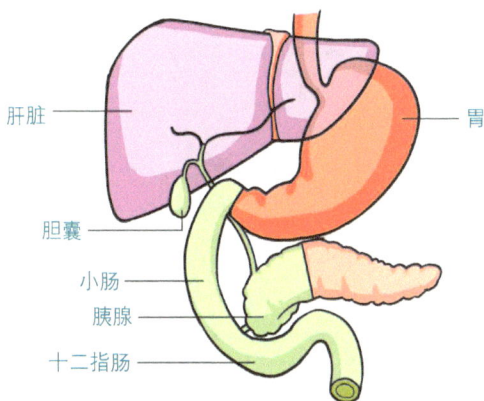

肝脏

胆囊

小肠

胰腺

十二指肠

胃

胰腺的解剖示意图

糖素。这两种激素分别通过下调及上调血液中的血糖水平维持机体中的血糖的动态平衡，保证机体葡萄糖的供给。

其次，胰腺通过腺泡细胞分泌各种外分泌酶，如胰蛋白酶、胰脂肪酶、胰淀粉酶等，并最终通过胰液的形式将这些消化酶排入十二指肠内，从而发挥对食物的消化作用。经过胰酶的强力作用，食物能被充分消化成各种小分子物质，并最终在小肠内被吸收。

二、急性胰腺炎是什么病

随着生活水平的不断提高，急性胰腺炎的发病率也在不断升高。那么什么是急性胰腺炎呢？

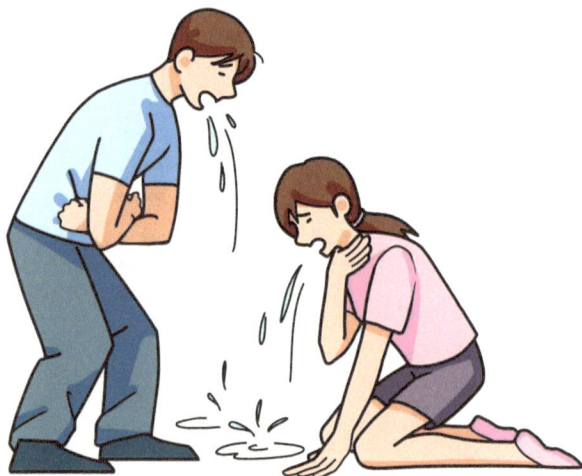

急性胰腺炎的临床症状(上腹疼痛、恶心、呕吐等)

　　通过上文我们知道，胰腺能够通过分泌各种胰酶来对食物进行消化。那么，作为有机物的食物能被胰酶消化，为什么同样由有机物(脂肪组织、结缔组织、肌肉组织等)构成的自身机体就不会被胰酶所消化呢？这是因为胰酶被分泌出来时，首先是以尚未被激活的酶原形式存在的，无法发挥消化作用。当胰酶被排入十二指肠，受到胆汁、胃液等消化液的作用而被激活，从而获得消化活性，并发挥消化食物的作用。

　　然而，当机体受到某些特定因素影响时，胰酶被提前激活，那么提前激活的胰酶则会对自身发挥消化作用，从而造成胰腺及其周围组织器官的损伤坏死及出血。此时，急性胰腺炎便发生了。

三、急性胰腺炎的诱发因素有哪些

常见的急性胰腺炎诱发因素有高脂血症、胆石症、饮酒等。因此，急性胰腺炎常发生于肥胖、暴饮暴食、大量饮酒以及患胆石症的人群。其他少见因素包括创伤、解剖结构异常、高钙血症以及不明原因的急性胰腺炎发作。

第十一节
胆囊结石的前世今生

在我国乃至全世界，胆囊结石都是一种常见病。许多患者深受其害，但对它又知之甚少，今天，我们就来好好了解一下这块给我们带来大麻烦的"小石头"。

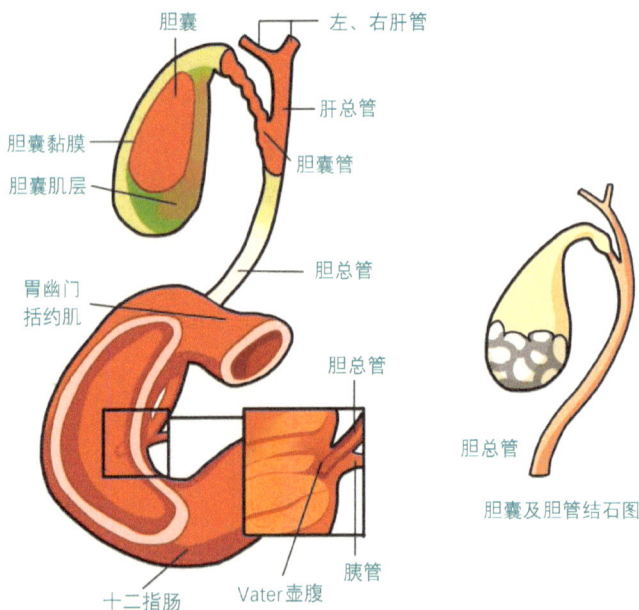

胆囊结石和胆汁排出通道

一、胆囊结石的形成

胆固醇是胆囊结石的主要成分，其代谢与胆囊结石的形成有着密切的关系，任何能够使胆汁中胆固醇析出增多的因素都能促进结石的形成。例如，肥胖人群因其胆固醇含量高于正常人，胆固醇更容易从胆汁中析出；女性群体由于雌激素的作用，高密度脂蛋白（HDL）的含量要高于男性，HDL 能将外周组织中的胆固醇运回肝脏，虽然能降低心血管疾病的发生率，但也提高了胆汁中胆固醇的含量，使女性胆囊结石发病率高于男性；长期不吃早饭的人群因为胆汁过度浓缩，使胆固醇析出增多，同样也会使结石更容易形成。

二、胆囊结石的症状

大约有一半的患者并不会有明显的症状，剩下的一半中也有一部分人只有较轻的隐痛，常常被误认为是"胃病"而未进行治疗。但当胆囊结石导致急性胆囊炎发作，或是出现结石嵌顿时，疼痛可明显加重，并同时还会有腰背部放射痛以及恶心呕吐、畏寒发热等伴随症状。倘若结石不幸落入胆总管中，可能还会出现皮肤巩膜黄染等不良反应，甚至还可能诱发胰腺炎等严重后果。

三、胆囊结石的治疗

1. 非手术治疗

对于结石较小、症状不明显、难以耐受手术治疗的患者，可考虑采取保守治疗。保守治疗主要包括生活及饮食习惯的调整，以及药物溶石。一部分患者通过保守治疗后结石可部分溶解，但大多数患者效果不理想，仍需要进行手术治疗。

2. 手术治疗

对于胆囊结石较大、症状较严重、有结石嵌顿、胆囊有钙化或瓷化，以及有癌变可能的患者，建议行手术治疗，既能取尽结石，也能取出病变的胆囊。手术方式目前主要是采取腹腔镜下胆

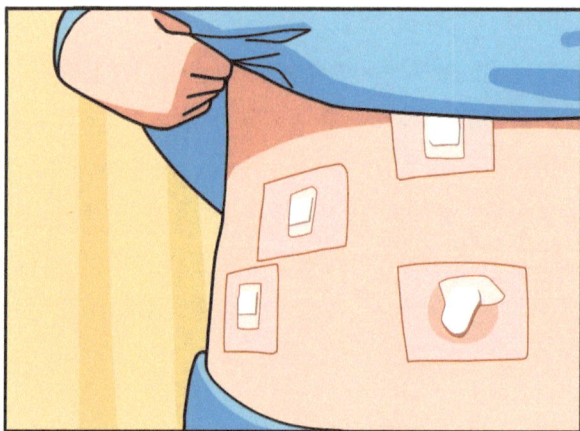

腹腔镜胆囊切除术的体表切口

囊切除术，即微创手术，只需要在肚子上打几个"孔"便可进行手术。相较于传统开腹手术，微创手术术中出血量更少，且术后恢复更迅速。除了胆囊切除术以外，保胆取石也可作为另一种选择，但由于其术后结石极易复发，因此学术界主流观点仍不赞成保胆取石，只有炎症较轻、单个结石且结石生长缓慢的患者才考虑行此手术。

四、胆囊切除后会有什么"副作用"

胆囊的作用主要是收集肝脏源源不断产生的胆汁，并将其浓缩，待到我们进食时再通过收缩胆囊释放出来。切除胆囊后这一功能就会消失，肝脏分泌的胆汁会持续流入肠道，大部分时间无法发挥相应的作用，而当进食后又不能通过收缩胆囊一次性排除大量胆汁进入肠道，因此，部分患者在手术完后会对脂肪的消化能力下降，产生不同程度的脂肪泻，但无须过度担心，经过一段时间的代偿后，胆管会代偿性增粗，能代替一部分胆囊的功能，脂肪泻的情况会逐渐得以改善。

第十二节
揭秘胆囊息肉

胆囊息肉是指胆囊壁向胆囊腔内呈息肉样隆起的一类病变，因此又被称为胆囊息肉样病变。其病因较复杂，目前认为可能与胆石症、慢性胆囊炎或胆固醇代谢紊乱有关。大部分患者并无明显症状，通常是在体检时才偶然发现。也有少部分患者会在进食油腻食物后出现右上腹不适、恶心呕吐、腹胀腹泻或胆绞痛的症状。

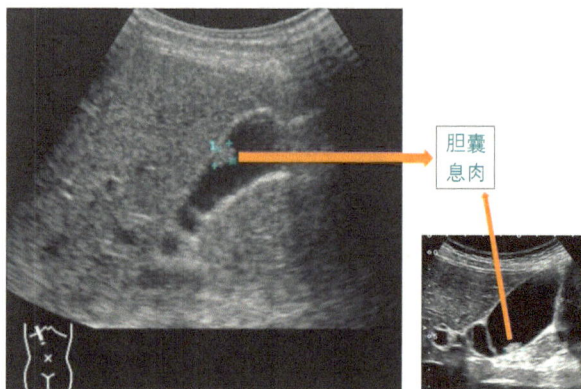

胆囊息肉

胆囊息肉的 B 超影像

一、胆囊息肉性质的判断

胆囊息肉既可能是良性的，也可能是恶性的，只能利用影像学手段了解其大小、数目、形态，结合患者年龄及伴随症状，对息肉性质做一个粗略的判断，并不能确诊其良恶性。一般认为，息肉直径<1 cm、多发、基底小且规则、年龄<50 岁且无明显临床表现者，一般为良性息肉，反之则考虑恶性病变的可能性更大。

二、胆囊息肉是否都需要切除胆囊

由于胆囊息肉有恶变的风险，且胆囊对人体而言并不是一个必需的器官，那么我们能否不分青红皂白，直接对所有患有胆囊息肉样病变的胆囊"一切了之"呢？这肯定是不行的，对于没有临床表现、息肉直径<5 mm、无胆囊结石或其他胆囊疾病、胆囊功能良好的多发性息肉，我们还是应该"网开一面"，暂不考虑行手术切除。但"死罪可免，活罪难赦"，虽然能留它一条生路，但今后就不能再让它享用大鱼大肉的饮食，并每 3 个月要复查 B 超，观察其变化。若发现其有恶变倾向，再决定是否要切除。

目前认为，具有以下特征的息肉，建议行手术切除，以绝后患：直径>1 cm 的单发息肉、患者年龄超过 50 岁的胆囊息肉样病变，复查发现息肉迅速增大者，腺瘤性息肉或息肉基底宽大者，息肉位于胆囊颈、合并有胆囊结石或胆囊增厚者。

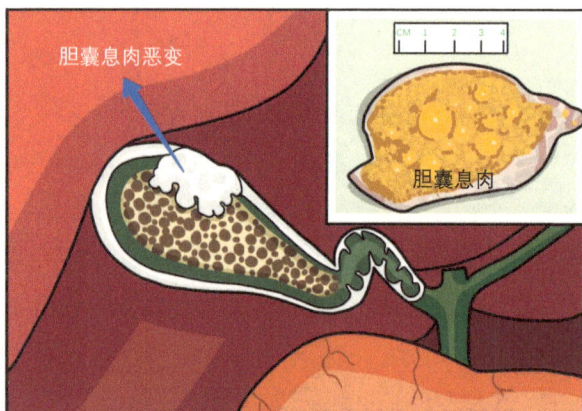

多发性胆囊息肉及恶变

三、胆囊息肉的预防

（1）已确诊胆囊结石的患者应积极遵医嘱用药或切除胆囊。

（2）定期进行腹部 B 超检查。

（3）健康饮食，按时进食，控制动物脂肪的摄入，将体重维持在健康范围内以降低体内胆固醇的水平。

（4）戒烟戒酒。

（5）积极治疗糖尿病、高脂血症等基础疾病。

第十三节
胃，你好吗？打好"保胃战"，呵护胃健康

随着社会的进步，我们的生活越来越好，但工作也越来越忙，受到胃病困扰的人也越来越多。据统计，全国约有 3 亿人饱受胃病的困扰，我国胃癌的发病年龄也呈年轻化。

一、哪些情况容易引起胃病

1. 饮食不规律

饮食不节是引起胃病的主要原因。一日三餐无规律，暴饮暴食，进食速度过快，均会影响胃肠功能，损坏胃肠黏膜，引发胃病。同时，暴饮暴食和进食过快除了加重胃肠负担，还会增加胰胆等器官的压力，诱发胰腺炎、胆囊炎等消化系统疾病。

2. 饮食不卫生、不健康

食用不洁食物，长期食用腌制、熏烤煎炸及霉变食物，过多食用辛辣、过冷、过硬及油腻等刺激性食物，均会损伤胃黏膜。其中腌制食物含有亚硝酸盐，长期食用可致癌。生冷食物可以使胃肠血管收缩，加快胃肠蠕动，减弱胃肠的消化吸收功能。

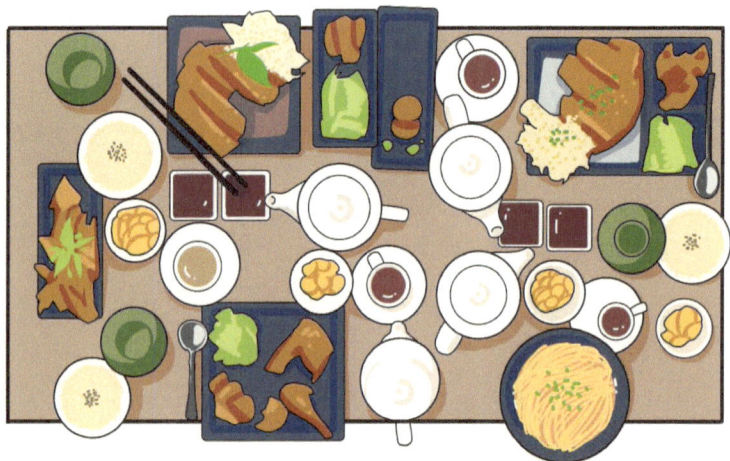

生活习惯及饮食结构的变化导致胃病逐渐"年轻化"

3. 吸烟饮酒

烟草中的尼古丁会使胃黏膜下的血管收缩痉挛、造成胃黏膜缺血缺氧，同时吸烟影响人体的神经内分泌功能，使胃部的肌肉松弛、功能失调，造成胆汁反流，最终破坏胃部正常的功能或加重原有的胃病。酒精的主要成分乙醇可以直接溶解胃黏液层和腐蚀胃黏膜，还会刺激胃酸过度分泌，加重胃黏膜的损伤。

4. 精神紧张

人体胃肠道的神经细胞数量仅次于中枢神经，它对外界刺激十分敏感。经常加班熬夜、工作压力大或者愤怒、抑郁等易导致精神紧张，造成食欲下降、饱胀恶心，或出现暴饮暴食，影响到胃的分泌、运动及消化等功能。

5. 幽门螺杆菌感染

幽门螺杆菌可以破坏胃黏膜组织，可能引起慢性胃炎、胃十二指肠溃疡、胃癌及胃黏膜相关淋巴组织淋巴瘤等胃部疾病的发生，同时儿童感染幽门螺杆菌还可出现发育迟缓。

6. 长期用药

长期服用某些药物，如非甾体抗炎药、糖皮质激素及抗凝药等，可以不同程度地损伤胃黏膜。损伤胃黏膜的药物中最常见的是非甾体抗炎药，其除了直接损伤胃黏膜，还会减少前列腺素的合成（前列腺素是重要的胃黏膜保护因子），从而引起胃黏膜炎症、糜烂、溃疡等。

二、哪些人群是胃癌高发人群

（1）40岁以上、有胃癌家族史的人。

（2）存在幽门螺杆菌感染，有慢性胃病（如胃溃疡、萎缩性胃炎）的人。

（3）过量吸烟、饮酒，以及长期食用高盐、腌制煎炸熏烤食物的人等。

注意：如果长期出现上消化道不适、贫血、体重下降、食欲下降及黑便等报警症状，应及时就医，尽快完善胃镜检查。

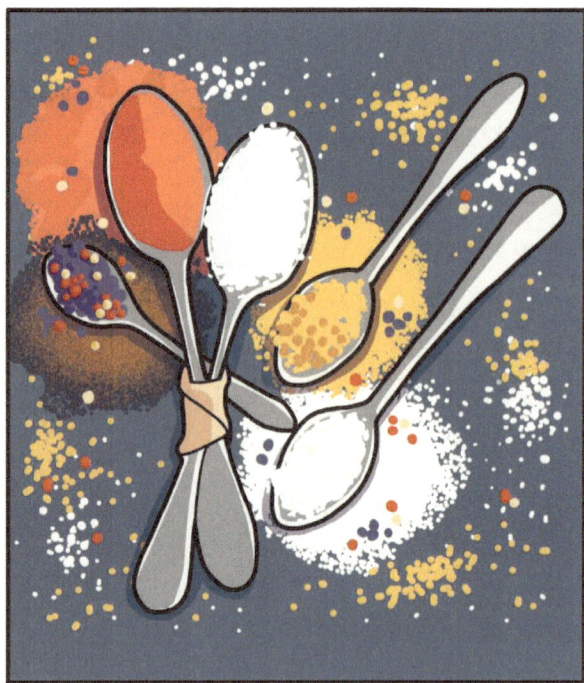

看看你家的厨房，是否有太多高盐制品

三、如何预防和治疗胃病

1. 三餐定时定量，进餐细嚼慢咽

三餐规律，按时进食，不暴饮暴食，少吃夜宵，进餐时细嚼慢咽，减少胃黏膜刺激，减轻胃的消化负担，避免消化不良。

2. 注意饮食卫生，多吃蔬菜水果

避免进食不洁食物及霉变食物，少吃腌制、煎炸、辛辣及油腻食物，减少食物对胃黏膜的刺激。多吃新鲜蔬菜瓜果，蔬菜瓜果中的维生素等抗氧化成分可保护胃黏膜，富含的纤维素可以帮助消化后的食物更易通过肠道。

3. 戒烟限酒

告别烟酒，避免尼古丁和酒精破坏胃黏膜，保护胃黏膜屏障功能，减少糜烂性胃炎、萎缩性胃炎的发生。

4. 学会调整情绪，保持心情愉悦

不少胃病与情绪和心态有关，尤其是胃溃疡。学会调整情绪、避免熬夜、劳逸结合是增加食欲、促进食物消化吸收的重要环节。

5. 根除幽门螺杆菌

如果出现胃部不适症状，伴有幽门螺杆菌感染，应根除幽门螺杆菌。大多数胃十二指肠溃疡患者合并幽门螺杆菌感染。此外幽门螺杆菌感染是目前预防胃癌最重要的可控危险因素，积极根除幽门螺杆菌对消化性溃疡和胃癌的防治有重要意义。

6. 避免服用损害胃黏膜的药物

胃病患者尽量避免服用损害胃黏膜的药物，如非甾体抗炎药、糖皮质激素，以及氯吡格雷等抗凝药。如果患有胃病合并其他疾病，在治疗其他疾病时需考虑到药物的胃黏膜损伤这一不良反应，必要时建议饭后用药。长期用药时建议同时服用胃黏膜保护药物。

7. 及时就诊，定期做胃镜检查

如果出现反酸、烧心、上腹饱胀或者隐痛等胃部不适，尤其是出现报警症状，建议及时就诊，合理用药或遵医嘱，必要时完善胃镜检查。健康人群中，男性50岁、女性55岁时应进行一次内镜筛查，之后每3~5年复查胃镜。建议40岁以上的胃癌中高危人群每1~2年进行一次胃镜检查，低危人群每3年进行一次胃镜检查。如果是胃癌术后，建议3~6个月复查胃镜。

第十四节
轻松了解幽门螺杆菌

一、什么是幽门螺杆菌

　　幽门螺杆菌(Hp)是可以在胃酸中生存的细菌,生存力非常强,定植于人体胃黏膜上皮细胞表面。全球有超过 50% 的人已被感染,我国幽门螺杆菌的感染率高至 40%~60%,各个年龄段均有发病。

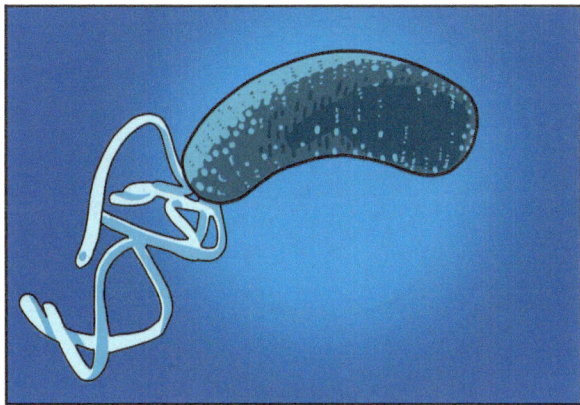

幽门螺杆菌

二、感染了幽门螺杆菌有什么危害

幽门螺杆菌感染可引起多种胃肠疾病，多数感染者并无症状和并发症，但几乎均存在慢性活动性胃炎，感染者中 15%～20%发生消化性溃疡，5%～10%发生消化不良，约 1%发生胃癌。

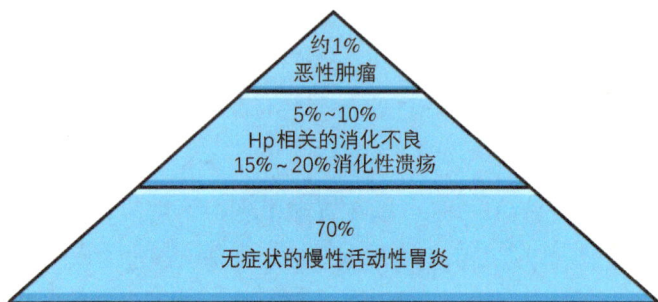

约1%
恶性肿瘤

5%～10%
Hp相关的消化不良
15%～20%消化性溃疡

70%
无症状的慢性活动性胃炎

幽门螺杆菌的危害

此外，幽门螺杆菌感染还与多种胃肠外疾病的发病有关，如特发性血小板减少性紫癜、不明原因的缺铁性贫血、冠心病等。

三、感染了幽门螺杆菌一定会得胃癌吗

答案是否定的。胃癌的发生是多因素、长时间共同作用的结果，并非单一因素造成的。幽门螺杆菌感染是导致胃癌发生的帮凶之一。目前研究表明，幽门螺杆菌感染后胃癌的发生率≤1%。但需要注意的是，不感染幽门螺杆菌，也不一定就不得胃癌。

四、感染了幽门螺杆菌会传染吗

答案是肯定的。幽门螺杆菌具有传染性，其中儿童是易感人群。幽门螺杆菌可以通过口—口、粪—口、胃—口途径传播，其中家庭内传播是其感染的主要方式之一。幽门螺杆菌可以在家庭成员之间传播，因此存在明显的家庭聚集现象。

五、如何检查是否感染了幽门螺杆菌

幽门螺杆菌检查包括无创和有创检查。

1. 无创检查

（1）碳 13 尿素呼气试验：放射性小，适合儿童。

（2）碳 14 尿素呼气试验：目前临床最常用的检查方式，有一定放射性。

2. 有创检查

胃镜下取胃黏膜组织活检，做幽门螺杆菌培养等。

六、幽门螺杆菌能根治吗

答案是肯定的。目前我们的根除治疗主要采用"四联疗法"，药物选择的是质子泵抑制剂（PPI）+铋剂+2 种抗菌药物，治疗14 天。此方案的根除成功率在 90% 以上。

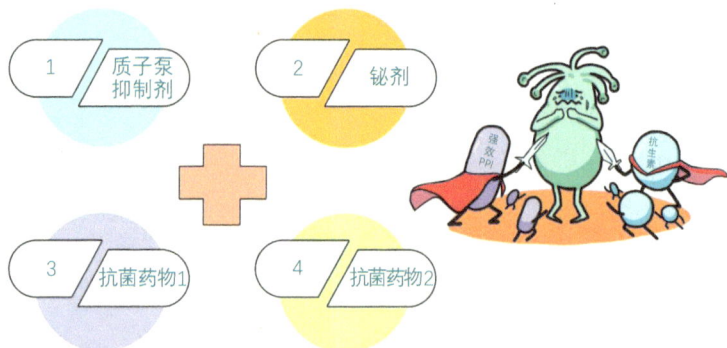

幽门螺杆菌治疗方案("四联疗法")

如为再次治疗，则需根据抗菌药物耐药、药敏情况等更改治疗方案。

注意事项：

(1)应在专科医生指导下用药，坚持规范全程用药。

(2)忌自行治疗或不规则治疗，避免细菌产生耐药性。

(3)儿童和成人用药有所不同，需在医生指导下用药。

(4)完成根治疗程后的幽门螺杆菌感染者，建议在停用质子泵抑制剂2周、抗菌药物4周后复查，首选碳呼气试验。

七、哪些人需要根除幽门螺杆菌

幽门螺杆菌检查阳性的下列情况，支持根除治疗：

(1)消化性溃疡(不论是否活动和有无并发症)。

(2)胃黏膜相关淋巴组织淋巴瘤。

（3）早期胃肿瘤已行内镜下切除或胃次全切除术。

（4）慢性胃炎伴消化不良症状或胃黏膜萎缩、糜烂。

（5）长期服用质子泵抑制剂。

（6）有胃癌家族史。

（7）计划长期服用非甾体抗炎药（包括低剂量阿司匹林）。

（8）不明原因的缺铁性贫血。

（9）特发性血小板减少性紫癜。

（10）其他幽门螺杆菌相关性疾病。

此外，如果仅是单纯体检发现幽门螺杆菌阳性，无任何症状、无相关病史和胃癌家族史者，可视个人意愿而定。但是就目前研究来看，根除幽门螺杆菌利大于弊。因此，如果没有抗衡因素，不管有没有相关症状，建议根除。

八、老人、儿童感染幽门螺杆菌后需要治疗吗

答案是否定的，老人、儿童感染后若无症状不主张治疗。

针对老人，尤其高龄老人是根除幽门螺杆菌的抗衡因素，但具体多少年龄以上不需要根除幽门螺杆菌，目前尚无定论。我国胃癌高发年龄是40～80岁，根除幽门螺杆菌对防治胃癌有效。由于老人身体状况不一，根除幽门螺杆菌获益各异。对老人幽门螺杆菌感染应进行获益-风险综合评估（如年龄、全身情况、家庭因素等），再做个性化处理。

针对儿童，目前关于儿童幽门螺杆菌感染的指南提出，除非有明确指征（如消化性溃疡、慢性胃炎、一级亲属中有胃癌者、不明原因的难治性缺铁性贫血等），否则不推荐对14岁以下的儿童

常规进行幽门螺杆菌检查和治疗。

九、幽门螺杆菌根除后会复发吗

幽门螺杆菌根除后年复发率低，为 1%~4%，但还是需要注意预防，尤其是对有萎缩性胃炎、有胃癌家族史等高危人群来说。根除成功后，还需要每年复查。

十、怎样预防幽门螺杆菌感染

（1）避免群集性感染：家庭或集体用餐采用分餐制或公筷制，餐具器皿定期消毒。家长勿口对口给孩子喂饭。

（2）养成良好的卫生习惯，饭前便后洗手，蔬菜瓜果洗净或削皮。

（3）保持口腔健康，定期更换牙具，个人的生活用品分开使用。

（4）如有家人感染，同居亲属建议检查。

第十五节
长了胃息肉，切还是不切

随着大家对体检重要性的认识，内镜检查的普及率也随之增加，不少人在胃镜检查时发现长了胃息肉，很是担忧害怕，担心息肉恶变，立马求助医生要求切除胃息肉。那么，是否所有的息肉都需要立即手术切除？胃息肉切除后就万事大吉了吗？现在就和大家聊一聊关于胃息肉的问题。

一、什么是胃息肉

息肉是指人体组织表面或黏膜表面生长的赘生物。胃息肉是指突出于胃黏膜表面的局限性隆起性病变，多由胃黏膜异常增生而来，大小不一，可单发，也可多发。胃镜下胃息肉的检出率为 $0.6\% \sim 10\%$。随着胃镜检查的普及，其检出率有逐年增加倾向。

胃息肉生长缓慢，大多数胃息肉为良性病变，只有部分腺瘤性息肉才会发生癌变，而且癌变风险不是百分之百。通常，临床上根据癌变风险的大小将胃息肉分为非肿瘤性息肉和肿瘤性息肉。

二、胃息肉有哪些类型

从病理上，胃息肉可以分为增生性息肉、胃底腺息肉、腺瘤性息肉和特殊息肉。常见的息肉类型是增生性息肉和胃底腺息肉。腺瘤性息肉分为管状腺瘤息肉、管状绒毛状腺瘤息肉和绒毛状腺瘤息肉。特殊息肉包括错构瘤性息肉和遗传性多发性息肉（如家族性息肉）。其中，增生性息肉、胃底腺息肉和错构瘤性息肉属于非肿瘤性息肉。

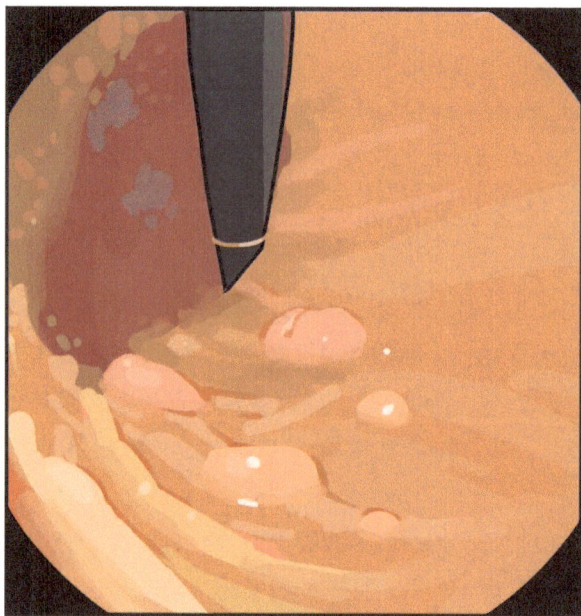

胃多发息肉

三、哪些因素可以导致胃息肉的发生

胃息肉的确切病因未知，但可能与以下原因有关。

1. 幽门螺杆菌感染

幽门螺杆菌感染可导致胃黏膜损伤，随之引起炎症刺激、黏膜修复等反应。有研究表明幽门螺杆菌感染与增生性息肉的发生有关，抗幽门螺杆菌治疗可抑制息肉的生长。

2. 胆汁反流

胆汁反流可导致胃黏膜损伤，同时可升高胃内 pH，使胃泌素分泌增加，促进胃体腺增生、息肉的发生。

3. 药物

某些药物长期刺激胃黏膜可导致息肉的发生。据文献报道，胃底腺息肉可能与长期（>1 年）使用质子泵抑制剂（PPI）（如奥美拉唑、兰索拉唑等药物）有关。长期服用 PPI 药物可导致胃内低胃酸状态及高胃泌素血症，可促进息肉的形成。

4. 遗传及环境

腺瘤性息肉的形成与多基因突变有关，而外界或环境因素改变可导致基因表达异常或基因突变。有以下遗传性疾病的人群更容易患胃息肉：家族性腺瘤性息肉病、Peutz-Jeghers 综合征等。其癌变风险也更高。

四、胃息肉有哪些表现

胃息肉患者早期或无并发症时通常没有任何症状或体征，一般在常规检查或检查其他疾病时发现胃息肉。胃息肉可能会引起以下症状。

1. 消化不良症状

这是胃息肉最常见的症状，表现为上腹隐痛、腹胀不适，少数可出现恶心、呕吐。

2. 上消化道出血

合并糜烂或溃疡者可有上消化道出血，多表现为大便隐血试验阳性或黑便，呕血少见。

3. 幽门梗阻

较大的息肉可以阻塞幽门，或息肉样胃窦黏膜滑入十二指肠，出现幽门梗阻。

五、胃息肉会癌变吗

大多数胃息肉是无害的，胃息肉发生癌变受到诸多因素的影响，如息肉的大小、形态、数目及病理类型等。

1. 息肉的大小

息肉体积与癌变风险呈正相关，即息肉越大，不典型增生越明显，癌变风险越大。大于 2 cm 的胃息肉，其恶性程度明显增加，恶变率为 20%～50%。

2. 息肉的形态

有蒂息肉癌变率较低，而无蒂息肉癌变率较高。

3. 息肉的数目

多发性息肉的癌变率比单个息肉高。

4. 息肉的病理类型

增生性息肉很少癌变，其癌变率约为 0.4%。而散发性胃底腺息肉基本不会癌变。家族性胃底腺息肉有 25%～50% 的可能发生异型增生，通常是低级别的，存在一定的癌变风险。腺瘤性息肉癌变率高，其中，管状腺瘤性息肉的癌变率为 1%～5%，绒毛状腺瘤性息肉的癌变率最高，为 10%～60%，而混合型腺瘤性息肉的癌变率介于两者之间。

由于部分胃息肉具有癌变倾向，因此胃镜检查发现息肉后应行病理活检，同时应评估息肉周边黏膜情况。

六、胃息肉如何治疗

1. 内镜治疗

如果发现胃息肉，应观察胃息肉大小、形态、数目及病理类型，酌情选择内镜治疗。

2. 抗幽门螺杆菌治疗

研究报道幽门螺杆菌感染与增生性息肉的发生密切相关。幽门螺杆菌阳性的增生性息肉患者在成功根除幽门螺杆菌感染后，其中约 40% 病例息肉完全消退。因此，对于增生性息肉患者应同时行幽门螺杆菌检测。如幽门螺杆菌阳性，则应行幽门螺杆菌根除治疗，然后根据息肉的消退情况再做相应的处理。

3. 调整药物剂量

对于长期服用 PPI 所致的散发性胃底腺息肉，若息肉个数大于等于 20 个或息肉大于 1 cm，建议使用最低有效剂量的 PPI 药物，或者考虑停用 PPI。

4. 手术治疗

内镜下无法切除的较大息肉或伴有恶性浸润性病变的息肉可考虑手术切除。

第十六节
经常反酸、烧心，警惕胃食管反流病

你是否有过这种经历：享受一顿美食或者饭局饮酒后，一股酸水涌上喉头，胃部烧灼不适，嗓子不舒服？如果这种情况频繁出现，则需要当心，因为这可能是胃食管反流病在作怪。

一、什么是胃食管反流病

胃食管反流病是指胃十二指肠内容物（包括食物和胃液）反

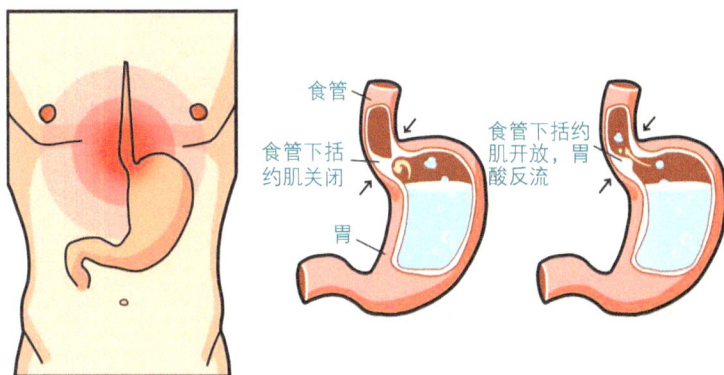

食管

食管下括约肌关闭

食管下括约肌开放，胃酸反流

胃

胃、食管下括约肌示意图

流到食管、咽喉、口腔甚至气道、肺部的一种疾病。它主要是由于食管下括约肌这扇"门"关闭不全，造成胃酸或者碱性液体(如胆汁等)反流到食管、咽喉等，刺激食管，甚至造成食管、咽喉黏膜的损伤，引起食管及食管外的症状。

二、胃食管反流病有哪些表现

1. 食管症状

典型症状是反酸和胸骨后烧灼感。不典型症状包括上腹烧灼感、上腹痛、上腹胀、嗳气等。

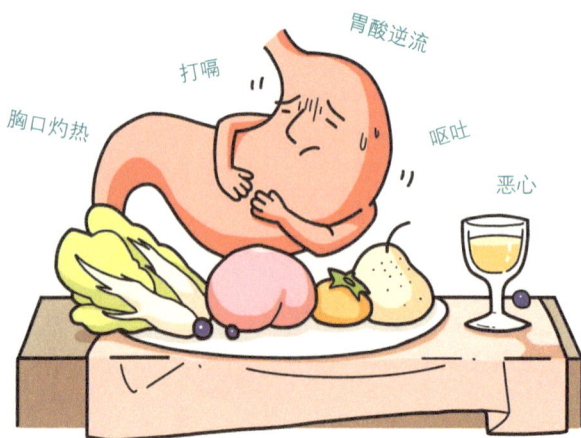

胃食管反流病的症状

2. 食管外症状

胸痛、慢性咳嗽、咳痰、咽喉异物感、声音嘶哑等。部分人可能会因此到心内科、呼吸科就诊。

三、哪些人容易得胃食管反流病

研究发现胃食管反流病的发病与年龄、性别、生活方式以及是否肥胖等因素有关。

（1）老年人的发病率高于青年人，男性患者比例高于女性。

（2）肥胖者容易发病。

（3）饮食不当、吸烟酗酒、高脂高糖饮食、喝浓茶及咖啡者发病率较高。

（4）精神高度紧张、精神压力大者容易发病。

四、得了胃食管反流病需要做胃镜吗

《2020年中国胃食管反流病内镜治疗专家共识》建议，对所有具有反流症状的初诊患者进行胃镜检查。其原因是基于我国是上消化道肿瘤高发的国家，早期进行胃镜检查目的在于排除上消化道肿瘤、癌前病变，以及明确食管黏膜是否受损。

五、如何预防和治疗胃食管反流病

1. 调整生活方式

（1）对于肥胖患者，应控制体重，将身体质量指数（BMI）控制在 25 kg/m² 以下。

（2）避免餐后立即躺坐。避免久坐。

（3）戒烟戒酒，忌浓茶、咖啡及高脂肪类等可导致食管括约肌松弛的食物。

（4）夜间睡觉可将床头抬高 15°~20°，睡前 2~3 小时不再进食。

（5）避免便秘、长时间弯腰劳作等。

（6）保持心情愉悦，进行适量运动，劳逸结合。

2. 药物治疗

（1）抑酸药物：质子泵抑制剂（如泮托拉唑类）和钾离子竞争性酸阻滞剂（如伏诺拉生）为首选药物，初治疗程为 4~8 周，需要规律、全程用药，症状缓解后需继续服药治疗，以巩固疗效。

（2）促动力药物：短期联合应用促动力药（如多潘立酮、伊托必利、莫沙必利等），可辅助改善反流症状。

3. 手术及内镜治疗

以下情况可选择外科手术：

（1）内科治疗无效的胃食管反流病，以及相关并发症如食管狭窄、巴雷特食管。

（2）伴有症状的食管裂孔疝。

（3）最大剂量的药物治疗后症状仍不缓解或不能耐受药物副作用。

第十七节
大便知多少

谈起大便，大家首先想到的可能是它不可忽视的刺鼻气味，但是当你一身轻松地从马桶上起身后，是否有过回眸一望，注意过它的颜色、形状……

在医疗界，大便有着"健康晴雨表"之称，想要知道身体健康与否，"拉得好"是一个非常关键的指标。那么，你"拉得好"吗？接下来就是我们的答疑时间。

一、每天解多少次大便才算正常

一般而言，排便频率在每周 3 次到每天 3 次之间，都算正常。大便的次数因人而异，因为排便频率与个人的饮食、身体素质有关，由自身的消化系统决定，并没有严格的标准。所以，同样是一天吃 3 顿饭，有人每天拉 3 次，有人 3 天拉 1 次，这些情况都是正常的。

二、正常的大便是什么样的

正常情况下，大便颜色应该以棕黄色或金黄色为主，呈香蕉形或条形的半固体。一坨优秀的"便便"应该颜色正常、软硬适中、长度合适、形状正常、容易排出。排便时间一般在 10 分钟内，不仅一冲就走，还会给你带来轻松感。

三、大便颜色有变化，哪些情况需要警惕

1. 黑色或柏油色

黑便多见于上消化道出血，主要由于血在消化道内停留时间较长，红细胞被破坏，血红蛋白在胃酸作用下，与肠道内硫化物结合后，使得大便变成黑色。有时黑便表面富有黏液且发亮，称为"柏油样便"。最常见的病因为消化性溃疡，其次为上消化道肿瘤、肝硬化，结肠癌出血量小时也可出现黑便。

当然，如果近期内食用了动物肝脏、血制品，或者服用过铁剂、铋剂类药物，大便也会变黑色。但如果没吃，就需要警惕消化道出血的可能，需要及时就诊。

2. 红色

大便突然出现红色，首先排除食物或药物的影响，比如摄入过多红心火龙果、甜菜根等食物，或服用利福平、华法林等药物，大便颜色就会改变。但是，如果没有摄入这些食物或药物，就需要警惕大便红色是否存在出血的可能。

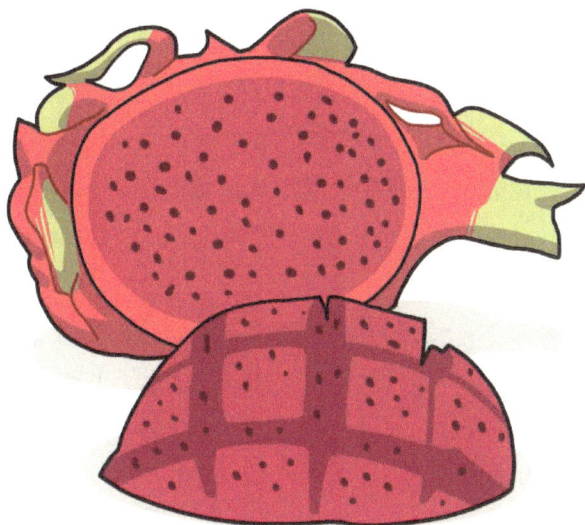

食用火龙果后大便呈红色

（1）如果是大便表面沾有鲜红色血液，在排便时或排便后滴出或喷射出少量鲜血，那么考虑可能是痔疮或肛裂导致的下消化道出血；部分直肠息肉或肿瘤也可以导致大便表面带血。

（2）如果是大便与血液混合在一起，呈现出暗红色或鲜红色，那么可能存在胃、小肠、大肠出血可能，需要及时就医。发展到晚期的结肠癌，患者可直接排出黏液、脓液样血便，并且大便还会散发出异常的腥臭味。

（3）如果大便带脓带血，同时伴有腹痛，需要警惕痢疾、急性坏死性肠炎的可能。

3.白陶土色

正常大便呈现出黄褐色，除了和食物有关外，主要原因就是胆红素经肝胆系统代谢后生成粪胆原，从而让大便呈现黄褐色。因此，当出现胆道结石、胆道肿瘤或胰腺肿瘤，导致胆道梗阻后，胆汁无法正常排出，粪便中粪胆原迅速减少，即可出现白陶土色大便。一般出现白陶土色大便的同时，还会伴有皮肤巩膜黄染、小便颜色加深等情况。

同样提醒一下，服用某些药物，比如抗酸药（氢氧化铝、复方氢氧化铝）也可使大便呈灰白色。因此，出现大便颜色异常，建议先自查下用药史等，如果没有，那就是大便发出的警惕信号，需要进一步到医院检查。

4.绿色

大便变绿很有可能是食用了大量含有叶绿素的食物，但是，如果没有过多摄取绿色蔬菜的话，就有可能是消化不良、肠道功能失调。如果绿色稀便中混有许多黏液，需要警惕急性腹泻或空肠弯曲菌肠炎的可能。

四、大便颜色异常，需要做什么检查

1.大便常规+大便隐血试验

（1）大便常规中白细胞增加，提示炎症；红细胞增加，提示消化道出血可能。脂肪球阳性多见于脂肪的消化吸收不良，提示肠炎、腹泻或者胰腺病变。大便中发现寄生虫卵，提示寄生虫病。

（2）大便隐血试验阳性提示消化道病变。从口腔咽喉到食管、胃、小肠、大肠至肛门的病变，比如炎症、溃疡或肿瘤等，都可以导致隐血阳性。大便隐血试验可作为消化道肿瘤筛选的首要检查，尤其是对于中老年男性。因此，体检的项目里，千万不要省去大便的实验室检查。

2. 胃肠镜检查

如果出现上述情况中的黑便或便血，在没有食物或药物等非病理因素的影响下，尤其是伴有大便隐血阳性者，建议进一步完善胃肠镜检查。

总之，"便便"是你的健康风向标，千万不要忽视它的异常。要学会观察，如果发现异常，需及时就诊。

第十八节
谈谈结肠镜检查

谈到体检，笔者经常被人问到诸如下列问题："我没什么不舒服，今年体检需要做结肠镜吗？""我的大便有点发黑，是不是必须做个肠镜检查？"那么，现在我们谈谈什么情况下医生会建议你做结肠镜检查。

一、结肠镜检查有什么作用

结肠镜检查是诊断肠道疾病的主要方法。医生将结肠镜经肛门插入肠腔，可以直接观察整个肠腔内有无病变，如息肉、肿瘤、溃疡、出血等，还可以钳取小块病变组织进行病理检查，有助于明确诊断和判断病情的严重程度，进而指导治疗。

近年来，受生活方式改变等多种因素的影响，年轻人的结直肠癌发病率越来越高。结直肠癌早期症状不明显，容易被忽视，因此，结肠镜检查对于结直肠癌的早期发现十分关键。高质量的结肠镜检查对降低结直肠癌的发生率有着重要的价值。

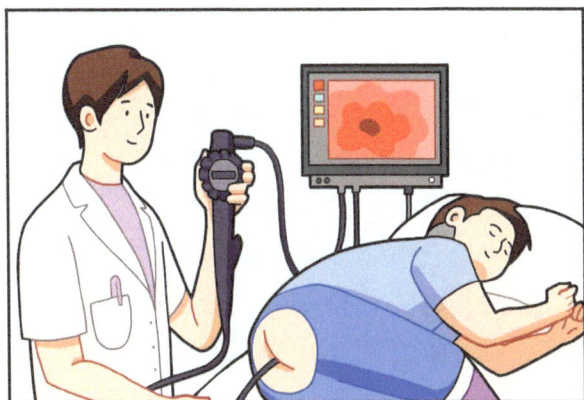

结肠镜检查

二、哪些人建议做结肠镜检查

（1）有便血、黑便等症状，或长期大便隐血试验阳性者。

（2）排便习惯改变，排便次数异常（腹泻或便秘）者。

（3）大便性状改变（如大便变细、变扁）或者大便带黏液超过3周者。

（4）长期腹痛、腹胀或者不明原因的体重减轻、消瘦、贫血者。

（5）不明原因的腹部包块，腹部 CT 或其他检查发现肠壁增厚，需要排除结直肠癌者。

（6）不明原因的癌胚抗原（CEA）升高者。

（7）有下消化道出血者。结肠镜检查不仅有助于找到出血病灶，确定出血原因，必要时还可镜下止血，有助于治疗干预。

（8）炎症性肠病患者。溃疡性结肠炎和克罗恩病患者发生结直肠癌的风险是正常人群的 2~4 倍，建议发病 8~10 年后进行结直肠癌筛查，每 1~2 年进行 1 次结肠镜检查。

（9）结直肠息肉患者（随访）。根据息肉大小、病理分型、恶变风险决定随访时间。

1）有 1~2 个直径小于 1.0 cm 的管状腺瘤（伴轻度不典型增生），建议 5~10 年内复查结肠镜。

2）有 1 个以上直径小于 1.0 cm 的锯齿状腺瘤（没有不典型增生），建议 5 年内复查结肠镜。

3）有 3~10 个管状腺瘤或任何有恶变倾向的息肉（比如管状腺瘤 ≥1 cm，绒毛状腺瘤伴有高级别上皮瘤变，锯齿状腺瘤 ≥1 cm，锯齿状腺瘤伴有不典型增生或传统型锯齿状腺瘤），建议 3 年内复查结肠镜。

4）有 1~20 个直径小于 1.0 cm 的增生性息肉，建议 10 年后复查结肠镜。

5）有直径超过 2.0 cm 的管状腺瘤或绒毛状腺瘤（分次切除）、锯齿状腺瘤或高级别上皮瘤变的息肉，建议 6 个月内复查结肠镜。

6）遗传性大肠癌综合征可疑患者，建议每 1~2 年复查一次结肠镜。

（10）结直肠癌术后需复查结肠镜者。建议术后 6 个月至 1 年内复查一次结肠镜；然后每年随访一次并进行结肠镜检查，共 2 年。如果随访检查结果为阴性，建议 3 年后复查结肠镜。再次随访检查结果为阴性，建议 5 年后复查结肠镜。

(11)有家族性腺瘤性息肉病或家族性息肉病等家族史者。建议从儿童时期开始进行结肠镜筛查，如果检查结果为阴性的话，建议每年一次。

(12)有结直肠癌家族史者。

1)有一级亲属在60岁前诊断为结直肠癌者，建议每3~5年进行一次结肠镜筛查，筛查时间可以从40岁或者比一级亲属最早诊断年龄早10年开始。

2)如果有几个亲属都有结直肠癌病史，需考虑遗传性非息肉病性结肠癌，建议每1~2年行结肠镜检查评估，超过40岁以后每年进行结肠镜筛查。

(13)45岁以上尤其是长期高蛋白高脂肪饮食及长期酗酒、吸烟者。这类人群中，若初次结肠镜筛查结果为阴性，如无不适，建议10年后复查结肠镜。

三、结肠镜检查前需要做哪些准备

(1)结肠镜检查前2~3天低纤维饮食(面条、馒头、蒸蛋等)；前1天进食少渣或无渣半流质食物(稀饭、汤类等)；检查当天禁食，如有头晕、心慌、冷汗等低血糖表现，可以进食少量无渣无色的饮料。无痛结肠镜检查前4小时禁饮。

(2)结肠镜检查前需完善血常规、凝血功能、输血前四项、心电图等检查。

(3)长期服用华法林、阿司匹林肠溶片、氯吡格雷片等抗凝抗血小板药物者，检查前停用药物至少7天。

(4)长期服用降压药物者，检查当天清晨少量水送服药物。

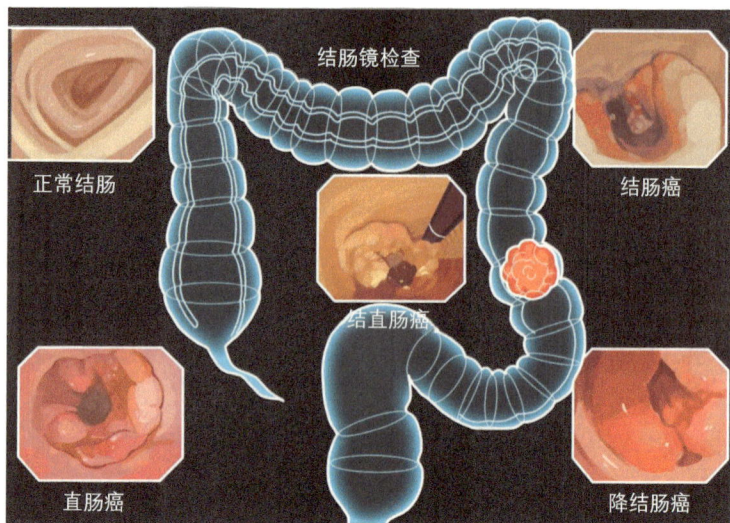

结肠镜可发现息肉、肿瘤等病变

（5）长期便秘者，检查前 2~3 天可以服用缓泻药(乳果糖、硫酸镁)或者促胃肠动力药(伊托必利、莫沙必利)等，提高肠道准备效果。

（6）长期腹泻者，需要常规服用止泻药进行肠道准备。

第十九节
"绿色的癌症"
——炎症性肠病知多少

　　提起炎症性肠病，大家可能比较陌生，但是，随着生活方式、饮食结构、环境因素等各方面的改变，炎症性肠病在我国的发病率越来越高，近 20 年来，我国炎症性肠病的发病率增加了 20 ~ 30 倍，已然成为消化系统的一种常见疾病。

　　炎症性肠病病程很长，可以累及终身，一旦患病，会给患者造成严重的身心困扰。

一、什么是炎症性肠病

　　炎症性肠病(IBD)是一组不明原因的慢性肠道炎症性疾病，它主要包括溃疡性结肠炎(UC)和克罗恩病(CD)，还有一小部分患者呈现出克罗恩病和溃疡性结肠炎的双重特征，难以区分。这种肠道病变我们称为未定型结肠炎。

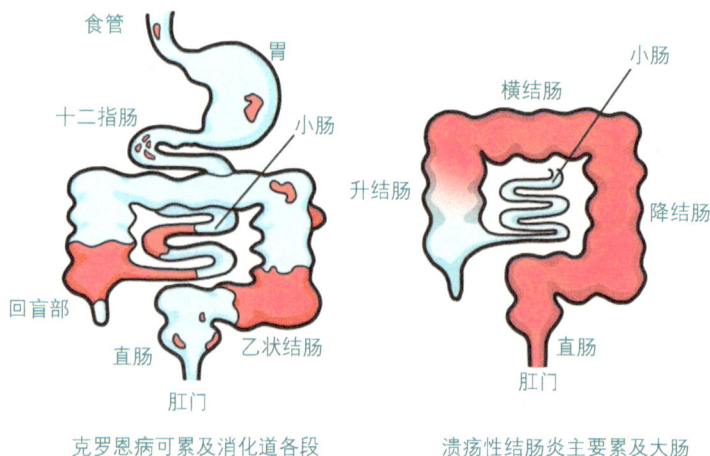

克罗恩病可累及消化道各段　　溃疡性结肠炎主要累及大肠

炎症性肠病病变部位

二、炎症性肠病有哪些表现

1. 溃疡性结肠炎

溃疡性结肠炎主要症状为反复腹泻，黏液脓血便，伴腹痛，严重者可以出现消化道大出血、肠穿孔。

2. 克罗恩病

克罗恩病表现比较复杂，因为它的累及范围比较广，从口腔到肛门都可被累及，它表现出的症状也根据累及部位不同而有所不同，主要表现为：腹泻、腹痛（右下腹为主，易与阑尾炎混淆）、贫血、乏力、体重减轻、营养不良等。青少年患者可见生长发育迟缓。

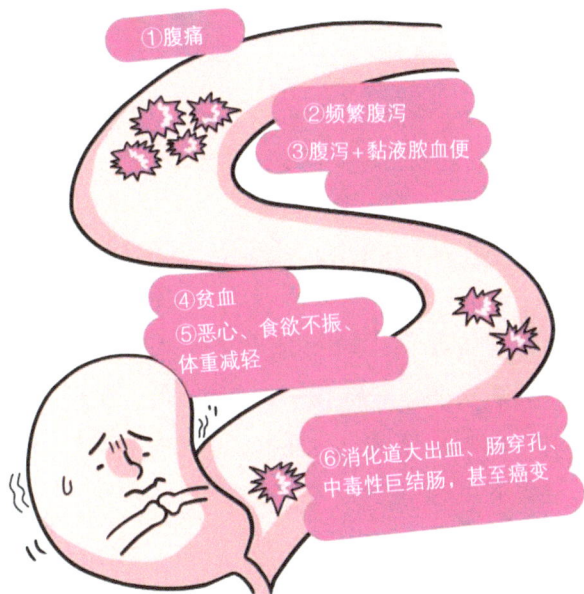

①腹痛

②频繁腹泻
③腹泻+黏液脓血便

④贫血
⑤恶心、食欲不振、体重减轻

⑥消化道大出血、肠穿孔、中毒性巨结肠，甚至癌变

炎症性肠病表现

3. 其他表现

溃疡性结肠炎肠外表现：外周关节炎、结节性红斑、坏疽性脓皮病、巩膜炎、葡萄膜炎、口腔溃疡等。克罗恩病肠外表现：以口腔黏膜溃疡、皮肤结节性红斑、关节炎及眼病为常见。

三、炎症性肠病会癌变吗

答案是肯定的。据目前临床研究数据统计，炎症性肠病相关的大肠癌占所有大肠癌的 1%～2%。炎症性肠病的确和肠癌之间存在着一定的关系，并且炎症性肠病相关的大肠癌是炎症性肠病的重要死亡因素，因此，肠癌筛查也是炎症性肠病治疗过程中的重点随访目标。

需要注意的是，溃疡性结肠炎发生大肠癌的风险要高于克罗恩病，病变范围广泛的人癌变危险性最高。

四、炎症性肠病的治疗

炎症性肠病的治疗是一个长期过程，"复发—缓解—复发"是很多炎症性肠病患者经历的治疗历程。长期临床缓解和黏膜愈合，甚至组织学缓解，是炎症性肠病的治疗达标目标。目前的治疗方法包括以下几种。

1. 饮食管理及营养支持

规律、均衡饮食，避免摄入使疾病恶化的食物。尽量选择高能量、高营养的食物。戒烟酒。避免不洁饮食。腹泻期间避免进食高纤维素食物。

2. 药物治疗

传统治疗药物包括美沙拉嗪、糖皮质激素、免疫抑制剂。现在随着国家医保政策对这类疾病的倾斜，越来越多有适应证的患者可选择生物制剂治疗。

3. 手术治疗

炎症性肠病患者出现消化道大出血、中毒性巨结肠、肠穿孔、肠梗阻、肠瘘甚至肠癌等严重并发症时，需要外科干预治疗。

第二十节
常言道"喝酒伤肝"，这到底是怎么回事

我们常常听到"感情深，一口闷""酒逢知己千杯少，能喝多少喝多少"等这样的劝酒词。中国酒文化历史悠久，酒桌文化也是盛行多年，应酬、喜丧、聚会，喝酒难以避免。但若饮酒控制不当，长期下来就会损伤肝脏，易导致酒精性肝病。流行病学调查资料显示，我国的酒精性肝病患病率为 0.50%～8.55%，其中 40～49 岁人群在 10% 以上。酒精性肝硬化占肝硬化病因的构成比从 1999 年的 10.8% 上升到目前的 24.0%。我国的酒精性肝病患者在 6000 万人以上，酒精性肝病患者人数正以惊人的速度上升，已成为我国主要的慢性肝病之一。

一、酒精性肝病有何表现

酒精性肝病初期往往仅表现为脂肪肝，大多无症状或症状轻微。部分患者可能表现为消化道症状，如食欲不振、右上腹不适、腹胀及乏力等，若进展为酒精性肝病或酒精性肝硬化，则消化道症状较重，除上述症状，还可出现恶心、呕吐，以及黄疸、消瘦等。出现肝功能异常若继续饮酒可发展至肝硬化晚期或导致肝功能衰

竭、原发性肝癌，出现大量腹腔积液、下肢水肿、凝血功能障碍、重度黄疸、肝性脑病、上消化道出血等，从而危及生命。

二、哪些情况下饮酒易患酒精性肝病

饮酒是否易导致酒精性肝病存在个体差异，影响因素很多，包括饮酒量、饮酒年限、酒精饮料品种、饮酒方式、性别、种族、是否肥胖、营养状况，以及是否合并肝炎病毒感染等。

大部分酒精性肝病患者有长期饮酒史，一般超过 5 年。世界卫生组织将女性 20 g/天、男性 40 g/天的乙醇摄入量定义为有害的饮酒阈值。乙醇量的换算公式为：乙醇量（g）= 饮酒量（mL）× 度数（%）×0.8，或者是患者在 2 周内即存在大量饮酒史，折合乙醇量为大于 80 g/天。空腹饮酒比伴有进餐的饮酒更易对肝脏造成损伤，空腹饮酒者酒精性肝病患病率较只在进餐时才饮酒者高出 2 倍多。单纯饮用啤酒或葡萄酒者等有色酒者，较多种酒混合饮用或者单纯饮用白酒者，酒精性肝病患病率低。

肥胖或超重可增加酒精性肝病进展的风险。维生素 A、维生素 E 的缺乏人群饮酒更易患酒精性肝病。另外，肝炎病毒感染与酒精对肝脏损害起协同作用。在肝炎病毒感染基础上饮酒，或在酒精性肝病基础上并发乙型、丙型肝炎病毒感染，都可加速肝脏疾病的发生和发展。

三、饮酒"红脸"是怎么回事

酒精进入消化道后，小肠吸收近 80% 的酒精，主要经肝脏代谢。乙醇脱氢酶、乙醛脱氢酶是解酒的关键酶，若人体具备足够的这两种酶，则能较快地代谢酒精，体内的酒精能够迅速地被代谢成汗水和热量排出，从而减少酒精及其产物对人体的损害。若体内缺乏乙醛脱氢酶，会导致乙醛蓄积在体内，往往表现为"红脸"即脸潮红、心悸、呼吸急促等乙醛毒性反应，其为目前促进肝病进展的主要损伤因素之一。但不幸的是，有35%~45%的亚洲人存在乙醛脱氢酶基因缺陷，也就是说中国人更容易出现乙醛中毒从而导致肝损害。

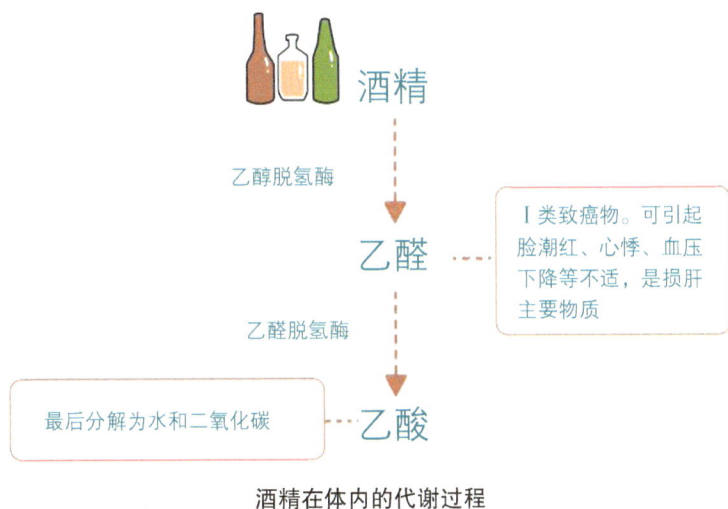

酒精

乙醇脱氢酶

乙醛

I 类致癌物。可引起脸潮红、心悸、血压下降等不适，是损肝主要物质

乙醛脱氢酶

最后分解为水和二氧化碳

乙酸

酒精在体内的代谢过程

四、如何防治酒精性肝病

酒精性肝病目前仍无有效治疗药物，戒酒是最有效的措施。

通常戒酒 4~6 周后，临床症状、各检查指标可好转，但若已进展到肝硬化阶段，戒酒的效果会大打折扣。故无症状的长期饮酒者建议定期到医院进行常规体检，以早期发现酒精引起的肝损害，及时诊治以防止病情进展。

虽然没有解酒神药，但以下小妙招可减轻饮酒后的不适感。

1. 不宜空腹饮酒

喝酒前先吃东西垫肚子，可以一定程度减少酒精的吸收。

2. 饮酒不宜过快

喝酒得慢慢来，给肝脏足够时间代谢体内酒精，减少酒精及其中间代谢产物蓄积。

3. 酒精度数宜低

尽量选择低度酒，或者一边喝酒一边喝水或果汁，手动兑低度数。喝酒时切忌喝碳酸饮料，其会加快酒精吸收。

4. 利用催吐

这个方法只能偶尔用用，长期催吐容易导致胃食管反流病和食管裂孔疝。此法适于进食后饮酒，且饮酒后不久。喝"断片"者不易使用，易导致误吸。

5. 假装醉酒

该怂就怂，量力而行。

6. 必杀技：亮出药品

酒精不能和头孢类抗菌药物同时服用，否则会产生双硫仑样反应，严重者可发生过敏性休克。服用头孢类药物后，最好 7 天内不饮酒。此外，还有以下几类药品若与酒精合用，也是"毒药"！

可能与酒精存在反应的药物

药物	严重后果	代表药物
抗菌药	死亡	注射用头孢哌酮、甲硝唑片、呋喃唑酮片等
镇静催眠药	死亡	地西泮片、苯巴比妥钠注射液、咪达唑仑片等
降糖药	低血糖	胰岛素注射液、二甲双胍片、格列美脲片等
降压药	急性血压异常	普萘洛尔片、硝苯地平片、利血平片
非甾体抗炎药	消化道出血	阿司匹林肠溶片、布洛芬胶囊等
感冒药/抗结核药	肝脏损伤	对乙酰氨基酚片、异烟肼片等
抗抑郁药	病情恶化、血压上升	舍曲林片、氟西汀胶囊等

7. 饮酒后可服用醒酒汤

如绿豆汤、豌豆解酒汤等。

绿豆汤：绿豆适量，用水洗净捣碎，用沸腾的开水冲，然后放入冰箱，待冷却后一次饮用，解酒效果显著。

豌豆解酒汤：将适量的豌豆苗洗净，沥干水分。中火烧热锅并加入少量的油，略微翻炒豌豆苗，倒入冷水，大火烧沸后调入适量的盐。食用后解酒效果甚佳。

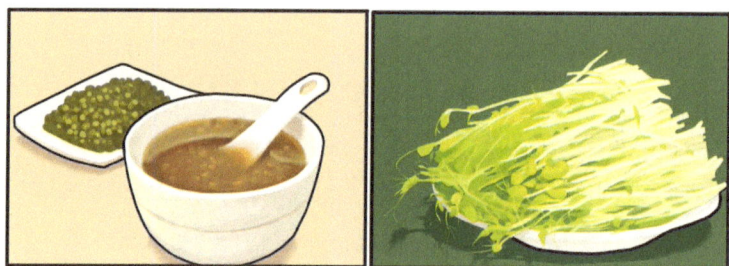

绿豆汤、豌豆解酒汤

第二十一节
脂肪肝不算病吗

谈到脂肪肝，大家都不陌生。据流行病学统计，目前中国人脂肪肝的患病率高达 30%，且呈现不断上升趋势。正因为脂肪肝如此普遍，很多人觉得脂肪肝没什么大不了的。此外，脂肪肝患者大多无不适症状，多在体检时被偶然发现，因此大多数人认为这根本不算病，从而忽略脂肪肝对身体的危害。

但是，随着对脂肪肝的不断深入研究，人们发现：脂肪肝简直就是养在身体里的内鬼！它表面上装作很乖巧的样子，暗地里却在一点一点地给你设置陷阱，等你发觉不对劲的时候，身体大概已经多处受累了。

脂肪肝如果不加干预，有向肝纤维化—肝硬化—肝癌进展演变"三部曲"的风险。

发生肝癌的这个过程是漫长的，一般需要 10~15 年甚至更长的时间，且早期几乎没有症状，因此在日常生活中很难发现病情的进展。在被人们忽视的这些年间，有 15%~25% 的脂肪肝患者发生肝硬化，肝硬化患者中有 15%~27% 转化为肝癌。少数患者由脂肪肝直接转化为肝癌。在 65 岁以上脂肪性肝硬化患者中，有 40%~62% 的患者在 5~7 年内会出现严重并发症。

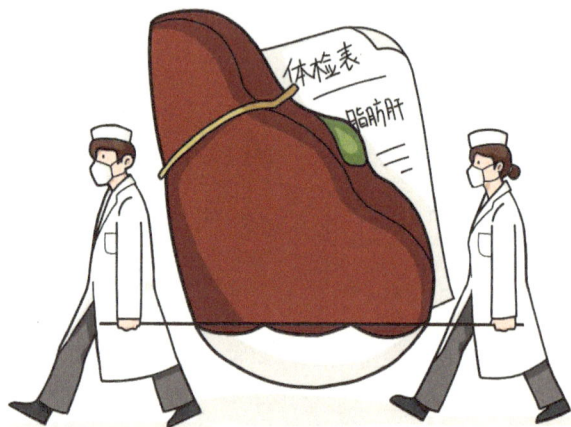

体检发现脂肪肝

脂肪肝作为一种慢性疾病，不仅会影响肝脏的功能，还会影响全身系统的调节，常伴发心血管问题、内分泌问题等。

1. 脂肪肝患者更容易伴发高脂血症、高血压病

根据脂肪肝的流行病学调查：脂肪肝合并高脂血症的发生率是 69.2%；合并高血压病的概率是 39.3%；10 年内发生冠心病、脑中风和脑溢血的概率也显著增加，心脑血管疾病是脂肪肝患者寿命缩短的主要原因。

2. 脂肪肝患者更容易诱发糖尿病

脂肪肝患者脂肪代谢紊乱，会引发和加重糖代谢失调，并且会导致胰岛素抵抗引起糖尿病。血糖过高的时候，肝脏不能合成肝糖原，血糖还会转化成脂肪储存到肝脏中，加重脂肪肝，从而

进入了一个恶性循环。

3. 胆囊受累：引发胆石症、胆囊炎

脂肪肝人群发生胆石症的概率比健康人群高 2.5 倍，约 55%的胆石症患者合并脂肪肝。脂肪的堆积会影响肝脏分泌胆汁和疏泄胆汁，导致胆汁的主要成分胆汁酸容易在胆汁中析出，形成胆结石。胆汁酸的增加又会对胆囊的刺激增强，形成胆囊炎。

4. 泌尿系统受累：造成肾结石、痛风

脂肪肝患者由于脂肪代谢障碍，使尿液中乙醇酸乙酯、草酸钙和总蛋白分泌指数升高，可引起肾结石。脂肪肝患者除了体内脂肪代谢紊乱外，往往存在高尿酸血症等其他代谢紊乱，累积的尿酸可诱发痛风。

5. 肠道受累：增加肠癌风险

大肠息肉是大肠癌的癌前病变，膳食中脂肪类成分超过 40%是形成大肠息肉的一个重要因素。脂肪肝可增加胆汁酸在肠道的蓄积，进而导致肠癌发生。除此之外，乳腺、子宫、宫颈、食管等的肿瘤发生率风险也增高。

6. 引起月经不调、不孕不育，增加多囊卵巢综合征发病风险

脂肪肝引起肝脏对激素灭活作用减弱，雄激素生物利用度增高，诱发多囊卵巢综合征，导致月经不调、不孕不育。

7. 静脉受累

脂肪肝容易使身体出现血脂异常、油脂堆积，引起静脉堵塞、缺血坏死等。

8.免疫系统受累

肝脏是个排毒器官，脂肪肝影响肝脏功能，导致毒素堆积，消耗免疫调节因子，累及免疫系统，引起机体免疫力下降。

总之，作为一个专业的"潜伏者"，在你没发现之前，脂肪肝将从上到下、从里至外，各个角度挖陷阱，导致全身多器官多系统受累。脂肪肝的危害不胜枚举，但值得庆幸的是，只要是发现得早，及时治疗，早期轻度的脂肪肝是可以逆转的，而且其他伴随疾病的发生及进展也会随之减慢。反之，发现脂肪肝后若不及早治疗，任其发展，当病情进展到脂肪性肝炎阶段，想要完全康复就难了，不仅治疗时间会大大延长，治疗效果也会大打折扣。

第二十二节
认识乙肝

一、什么是慢性乙肝(慢性乙型病毒性肝炎)

乙型病毒性肝炎(简称乙肝),是一种由乙型肝炎病毒(HBV)引起的肝脏疾病。如果 6 个月内 HBV 清除,机体产生保护性抗体,则不再感染 HBV。若 HBV 持续 6 个月仍未被清除,则进展为慢性乙肝。HBV 感染时的年龄是影响慢性化的最主要

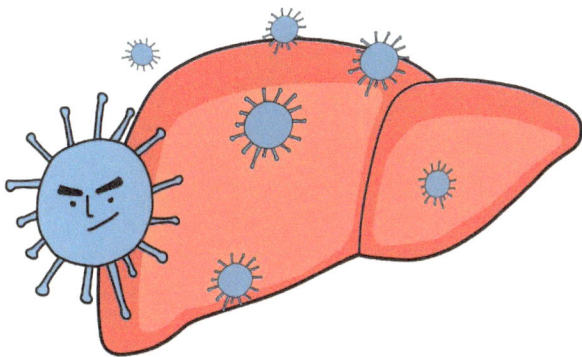

病毒性肝炎

因素。在新生儿、婴幼儿感染 HBV 者中，分别有 90% 和 25%~30% 将发展成慢性感染，而 5 岁以后感染者仅有 5%~10% 发展为慢性感染。故新生儿、婴幼儿是乙肝预防的重点。

二、乙肝的流行病学特点

据世界卫生组织报道，全球约 20 亿人曾感染 HBV，其中 2.57 亿人为慢性 HBV 感染者，每年约有 88.7 万人死于 HBV 感染所致的肝衰竭、肝硬化和肝癌。我国现有慢性 HBV 感染者约 7000 万人，其中慢性乙型肝炎患者约 2000 万例，故我国是名副其实的"乙肝大国"。

三、慢性乙肝的临床表现有哪些

1. 典型症状

疲乏、食欲差、肚子胀、右上腹隐隐作痛、消化功能差、厌油腻饮食。

2. 肝病面容

面色发黄带黑，无光泽，呈暗灰色，以眼周为主。

3. 蜘蛛痣

颈部、面部和手臂等可见多个充血的蜘蛛样红痣，轻压后可褪色，解压后可再充盈。

4. 肝掌

双手掌面呈粉红色斑块，色如朱砂，加压后变白，解压后又变红。

5. 黄疸

皮肤、眼球白色部分黄染。

四、乙肝是如何传播的

乙肝病毒主要经血液（如不安全注射等）、母婴及性接触传播。母婴传播多为在分娩时接触乙肝病毒阳性母亲的血液和体液传播。乙肝病毒不经呼吸道和消化道传播，无血液暴露的接触（日常学习、工作和生活接触）基本不会传染，乙肝携带者可以与正常人一样生活、工作、生育。流行病学和实验研究未发现乙肝病毒能经吸血昆虫（蚊虫、臭虫等）传播。

五、乙肝的预防措施

接种乙肝疫苗是预防乙肝病毒感染最有效的办法。我国自2005年6月1日起免费为新生儿接种乙肝疫苗。高危人群为乙肝患者的家庭成员、医务人员、经常接触血液的人员、托幼机构工作人员、免疫功能低下者、静脉内注射毒品者等。

六、乙肝病情发展及危险因素

（1）肝脏病变"三部曲"：慢性乙肝—肝硬化—肝癌。

（2）慢性乙肝患者肝硬化的年发生率为 2%～10%，代偿期肝硬化进展为肝功能失代偿的年发生率为 3%～5%，肝硬化患者肝癌的年发生率为 3%~6%。

（3）推动疾病进展的危险因素：高病毒载量，合并其他肝炎病毒或艾滋病病毒感染，以及年龄较大、男性、肥胖，有饮酒史、吸烟史、家族史等。

七、慢性乙肝的治疗目标

抗病毒治疗是慢性乙肝治疗的关键，但迄今为止，抗乙肝病毒药物还无法彻底清除病毒，故慢性乙肝的治疗不以"彻底治愈"为目标。其治疗目标主要为：最大限度地长期控制乙肝病毒复制，减轻肝脏炎性坏死及肝纤维化，延缓和减少肝功能衰竭、肝硬化、肝癌及其他并发症的发生，从而提高生活质量，不因乙肝影响患者寿命。

八、什么情况下需抗病毒治疗

需在专科医生的指导下，根据血清 HBV-DNA 水平、血清 ALT 和肝脏疾病严重程度来决定，同时结合患者年龄、家族史和伴随疾病等因素，综合评估疾病进展风险后决定是否启动抗病毒治疗。

九、中医药在乙肝治疗中的作用

目前西医抗病毒治疗已是共识，但加用中药能提高 HBV-DNA 阴转率，促进 HBeAg/HBeAb 血清学转换，在减少耐药发生等方面有促进作用。

　　对肝纤维的治疗，活血化瘀扶正类中药组方已证实具有一定的临床疗效。

　　中药对改善慢性乙肝临床症状、提高生活质量具有显著疗效。

十、慢性乙肝患者应该如何自我管理

　　乙肝病毒携带者，应每 3~6 个月进行血常规、生物化学、病毒学、AFP、B 超和无创肝纤维化等检查，必要时行肝组织活检，若符合抗病毒治疗指征，应及时启动治疗。

　　正在进行抗病毒治疗的患者，需针对自身病情特点，根据医生制订的正确的抗病毒治疗方案，选择最合适的药物。目前口服抗病毒药物只能抑制乙肝病毒的复制，不能将其彻底杀灭和清除，停药易复发，故抗乙肝病毒治疗是一个长期甚至终生的过程，应坚持长期治疗不随意停药。治疗中定期监测疗效、安全性及耐药的发生，视情况及时调整用药。

　　此外，患者应进行饮食调养，保持健康的生活方式，健康饮食，营养均衡，多食用新鲜水果蔬菜；戒烟戒酒，减少烟酒对肝脏的损害；少食用油炸食品，忌高糖食物，慎用保健品；生活规律，忌熬夜，保证睡眠；劳逸结合，心情平和；适量运动，避免过劳。

第二十三节
正确认识与防范中药相关肝损伤

当今，随着公众的健康意识增强，中药或含有中药的保健品越来越广泛地应用到寻常老百姓的养生与保健当中，中药肝损伤的问题随之成为一个关注点。目前有两种截然不同的观点：一种观点认为它在我国已有两千余年的历史，"纯天然""无毒""无不良反应"，是非常安全的。另一种观点认为中药已经成为我国主要的肝损伤原因，存在"被掩盖的风险"，中药的危害较大。显然，这两种观点都是片面的或者说是错误的。

一、是药三分毒

大家都知道"是药三分毒"。我国最早的本草著作《神农本草经》中记载的 365 种药物，以药物毒性的大小、有毒无毒分为上、中、下三品，上品 120 种为补益无毒，可长服久服，其余多有毒，"不可多服久服"。2010 年版的《中华人民共和国药典》中，也记载了 83 种有毒中药。早在两千多年前，中医学理论奠基之作《黄帝内经·素问》便云"大毒治病，十去其六"。此后，明代著名医家张景岳在《类经》中又进一步阐述，"药以治病，因毒为能，所谓毒者，以气味之有偏也……气味之偏者，药饵之属是也，所以去人之邪气"，说中药的"毒"是一种能治病的偏性。合理正确使用中药，甚至还能"以毒攻毒、化毒为药"，比如现代广泛用于治疗白血病的三氧化二砷，便是源于剧毒中药砒霜。

然而在当代，许多缺乏中医知识的老百姓观念当中，认为中药是"纯天然""无毒""无不良反应"的，无病滥用、超量服用含有中药成分的制剂、保健品非常普遍，导致中药相关肝损伤发病报告逐年增加。目前，中药所致肝损伤占药物性肝损伤的4.8%～32.6%。

二、中药损肝皆出有因

用药当中病即止，不可过用。然而，在我们的现实生活中，不合理使用中药的现象层出不穷，从而导致肝损伤的发生。

以目前常见损肝中药何首乌为例，便能说明这个普遍现象。生何首乌小毒，经九蒸九晒炮制过后其肝毒性大为减小，称为制何首乌，两者无论功效还是服用剂量均有很大不同。据《中华人民共和国药典》(2015 年版)，生何首乌推荐用量为每日 3～6 g，功能主治：解毒、消痈、截疟、润肠通便。制何首乌推荐用量为每日 6～12 g，具有补肝肾、益精血、乌须发等功效。调查研究显示，1989—2015 年何首乌制剂所致的药物性肝损伤文献报道，77.5%以上存在不合理用药情况，如违背中医理论错用生何首乌、超常规用量、超服用疗程、配伍不当、多种药物合用等。

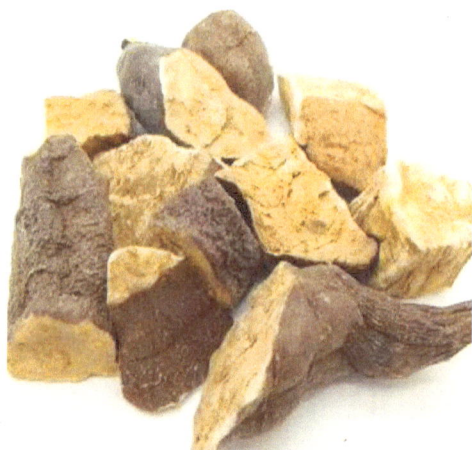

生何首乌

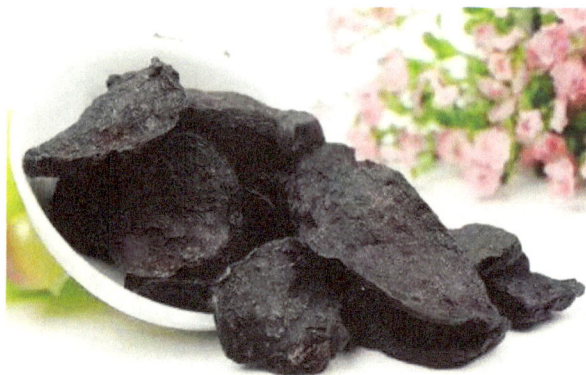

制何首乌

此外，可导致肝损伤的发生还包括：①中药材自身因素，如是否道地药材，质量是否受损，炮制工艺如何等。②服用者自身因素，如有慢性肝病基础(如乙肝病毒携带、脂肪肝、自身免疫性肝病)，有肾功能损伤，大量饮酒，属特异过敏性体质，等等。

三、中药相关肝损伤的预防

药物性肝损伤重在预防。第一，要意识到中药及其相关制剂、保健品等都有肝毒性的风险，需把握适应证，不能滥用。第二，在使用中药时，一定应遵循中医理论，在专科医生的指导下，根据辨证论治选药组方。应用药对症、剂量疗程恰当、配伍得当。第三，对已报道有肝损伤或说明书警示有肝损伤风险的中药及其相关制剂，需谨慎选用，严格限制剂量与疗程，用药过程中定期监测肝功能。第四，有慢性肝病基础、过敏性体质或老年患者，用药期间要加强肝功能监测。另外，要注意避免促进或诱发药物性肝损伤的因素，如空腹服药或服药时饮酒等。如有不适，应及时就医，一旦怀疑与所用药物有关，应立即停用一切可疑的药物，防止疾病进一步加重。

第二十四节
体检查出肝血管瘤，怎么办

　　肝血管瘤往往在体检中被发现。许多对医学知识不甚了解的朋友，一听见瘤、肿块之类的字眼，特别是长在肝脏这个人体重要器官上的，就感到担心、害怕。那么，肝血管瘤到底是什么？是癌吗？会造成生命危险吗？

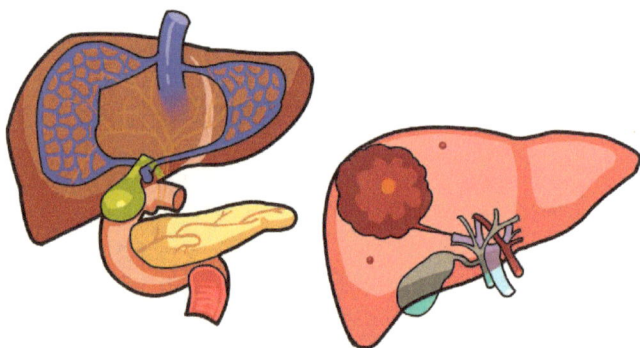

肝血管瘤

一、什么是肝血管瘤

肝血管瘤是由肝内大量的动、静脉畸形血管团组成的，是肝脏中最常见的良性肿瘤。其可以发生在任何年龄阶段，多见于女性，通常没有明显的临床症状，常通过影像学（B超、CT、MRI）检查发现。它无恶变风险，一般生长缓慢，也不会造成生命危险。因此，如果你发现被它找上门来时，不必过于惊慌。

二、导致肝血管瘤发生的主要原因

1. 先天因素

肝血管瘤是一种与先天因素有关的疾病，为先天性血管异常逐渐膨大生长所致。

2. 激素因素

肝血管瘤也与人体内雌、孕激素水平有关。因此我们也就很容易明白为什么女性患病率较高了。女性青春期、怀孕可使肝血管瘤生长速度加快，因此我们要提高警惕，做好预防。

3. 其他因素

某些药物因素（如避孕药），也与肝血管瘤发生有关。

三、发现肝血管瘤该怎么办

如果单个直径在 5 cm 以下，只要不再增长，一般不需要治疗，只需定期复查，每6个月到1年复查一次，看看血管瘤有什么变化。

但是当1年内肝血管瘤长得快，增长大于3 cm，或直径大于5 cm，甚至压迫到周围脏器，出现肝区不适、上腹饱胀、腹痛等症状时则需要治疗。

四、治疗肝血管瘤有哪些方法

治疗肝血管瘤，目前无特效的口服药物，手术治疗是首选。直径较大且出现临床症状患者可考虑肝动脉介入栓塞、射频/微波消融等方法。当直径超过10 cm，或者靠近肝脏边缘、肝脏大血管等情况，手术切除是最有效的治疗手段。

五、发现肝血管瘤后日常生活要注意些什么

1. 控制情绪

保持心情舒畅，少生气、焦虑。

2. 注意饮食控制

清淡饮食，酒、海鲜、辣椒、葱姜蒜等食物少食用。

3. 控制好雌、孕激素水平

慎用避孕药等雌激素和孕激素类的药物。

4. 避免剧烈运动

对瘤体较大的朋友，应避免剧烈运动以减少外力对血管瘤的伤害，以免出现血管瘤破裂。

第二十五节
了解肝癌，科学护肝

　　肝炎是指各类病因导致的肝脏炎症的统称，主要包括各类型病毒性肝炎、脂肪性肝炎、药物性肝损伤、自身免疫性肝炎等。各种肝炎如果不加干预，有向肝纤维化—肝硬化—肝癌演变的"三部曲"过程。原发性肝癌是目前我国第 4 位常见恶性肿瘤及第 2 位肿瘤致死病因。近 5 年全球原发性肝癌平均年发病例数为99.5 万例，中国 42.3 万例，占全球 42.5%。原发性肝癌总体生存期 23 个月，5 年生存率仅为 11.7% ~ 14.1%。所以，早发现、早治疗是肝炎向肝癌进展的防治重点。

一、哪些人属于肝癌的高危人群

1. 有慢性病毒性肝炎病史者

　　主要包括乙、丙型病毒性肝炎患者。

2. 有代谢性肝病病史者

　　主要包括酒精性肝病、脂肪肝患者。需要强调的是，近年来此类人群已成为我国肝癌主要人群。

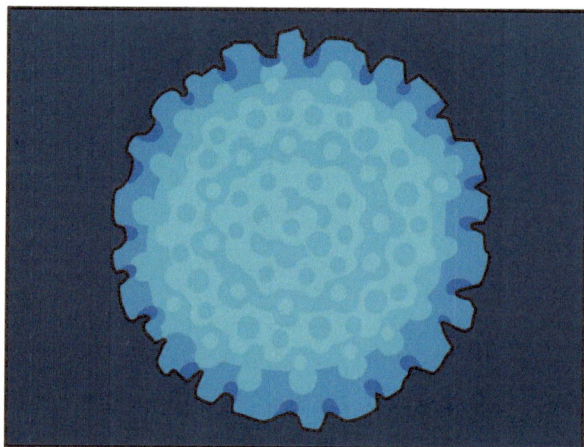

病毒

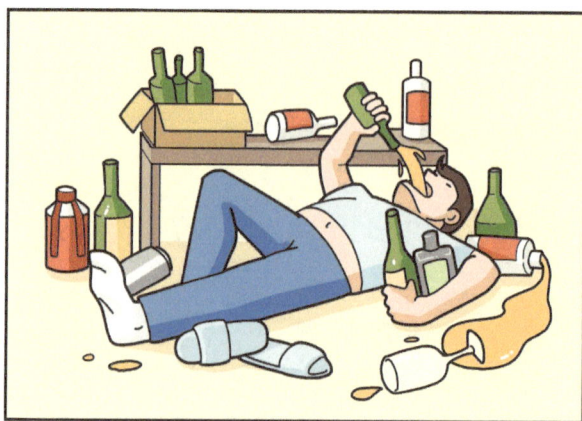

长期酗酒

3. 长期食用被黄曲霉毒素污染的食物者

常见的容易被黄曲霉毒素污染的食品包括花生、玉米、大米等及其制品，以及酿造酱油、醋等调味品。

4. 有肝硬化病史及肝癌家族史者

5. 其他

近年的研究提示糖尿病、肥胖、吸烟和药物性肝损伤等也是肝癌的危险因素，值得关注。

二、如何科学有效地预防肝癌

1. 普通人群

①及时预防性接种乙肝疫苗。②改变不良生活方式，尽量少酒精、低糖、低脂饮食，远离霉变食物，少熬夜，避免过度劳累，适当运动，少久坐。③保持乐观情绪，避免生气、动怒、焦虑、抑郁等负面情绪伤肝。

2. 慢性乙肝、丙肝人群

①定时体检，40岁以上者建议每6个月做一次上腹部彩超和甲胎蛋白检查。②及时到肝病专科就诊，有抗病毒治疗指征的尽早进行抗病毒治疗。

3. 酒精性肝病、脂肪肝人群

①绝对戒酒、减重，保持体重不超标。②适当运动。③若已经向肝炎、肝纤维化、肝硬化进展，要及时到医院就诊，配合药物治疗。

4.肝癌的高危人群

每 3~6 个月做一次常规筛查、上腹部 B 超，并抽血做甲胎蛋白+甲胎蛋白异质体+异常凝血酶原的联合检查，每 6~12 个月做一次多模式肝脏 MRI 和(或)CT 的加强筛查。

参考文献

[1]黄健.中国泌尿外科和男科疾病诊断治疗指南：2019 版[M].北京：科学出版社，2020.

[2]那彦群，叶章群，孙颖浩，等.中国泌尿外科疾病诊断治疗指南：2014 版[M].北京：人民卫生出版社，2013.

[3]张鹏.体外冲击波治疗上尿路结石的疗效预测：人工神经网络和 Logistic 回归模型的建立与比较[D].广州：南方医科大学，2009.

[4] THOMAS K. Evolution of extracorporeal shockwave lithotripsy（ESWL）[J]. BJU Int, 2014, 114(5)：636.

[5]李萍，潘伯臣，谭书韬.慢性细菌性与非细菌性前列腺炎对男性精液质量及精子功能的影响[J].中国医科大学学报，2020，49(4)：354−356.

[6]杨林，熊波，罗军，等.慢性前列腺炎对男性不育患者精液的影响及机制研究[J].重庆医学，2019，48(14)：2487−2489.

[7]张翼飞.慢性前列腺炎所致男性不育患者精液参数变化的分析[D].合肥：安徽医科大学，2008.

[8]王永刚.Bosniak 分级系统在复杂性肾脏囊性病变中的临床研究与应用[D].太原：山西医科大学，2019.

[9]沈绍晨.经皮肾镜与腹腔镜下行肾囊肿去顶术治疗单纯性肾囊肿的对比研究[D].南昌：南昌大学，2019.

[10]陈启生，陈烈欢，朱应昌，等.软硬镜联合在治疗肝胆管结石中的应用[J].实用医学杂志，2017，33(13)：2245−2246.

[11]吕立升，魏妙艳，汤朝晖.肝胆管结石成因及分型[J].中国实用外科杂志，2016，36(3)：348-350.

[12]王平，孙北望，黄滨源，等.肝胆管结石患者肝胆管结石继发病理改变的术前诊断方法比较[J].广东医学，2016，37(21)：3201-3205.

[13]FAN S T, LAI E C, MOK F P, et al. Acute cholangitis secondary to hepatolithiasis[J]. Arch Surg, 1991, 126(8)：1027-1031.

[14]刘军，何山.继发性肝外胆管结石的诊断与治疗研究新进展[J].医学研究杂志，2019，48(8)：1-4.

[15]韩殿冰，董家鸿.肝胆管结石病影像学诊断方法的效果评价[J].局解手术学杂志，2015，24(5)：551-553.

[16]董家鸿，郑树国，陈平，等.肝胆管结石病诊断治疗指南[J].中华消化外科杂志，2007(2)：156-161.

[17]梁力建.注意严格掌握治疗胆道良性疾病的手术适应证和选择合理治疗方法[J].中华消化外科杂志，2020，19(8)：799-803.

[18]李楠，陈斌，林润，等.单孔PTCSL在治疗难治性肝内胆管结石中的治疗价值与应用[J].中山大学学报(医学版)，2018，39(6)：948-954.

[19]阎良，黄建平.胆固醇结石的发病机制与治疗[J].中国中西医结合消化杂志，2022，30(9)：679-684.

[20]张升涛，刘勇峰，高峰，等.胆囊结石合并胆总管结石的现代治疗进展[J].肝胆外科杂志，2016，24(6)：478-480.

[21]张杰，凌晓锋.胆囊结石规范化诊治的现状与争议[J].中国微创外科杂志，2022，22(10)：829-833.

[22]李泽，曹忠钰，柏强善，等.胆囊切除对患者的影响[J].医学理论与实践，2020，33(3)：374-376.

[23]刘力玮，姚贵宾，白雪松，等.胆囊息肉形成相关风险因素的研究进展[J].医学研究杂志，2020，49(2)：13-15.

[24]赵文强.超声对胆囊疾病的诊断进展[J].世界最新医学信息文摘，2018，18(45)：116.

［25］刘厚宝，倪小健，沈盛，等.胆囊良性疾病的治疗现状与思考［J］.中华消化外科杂志，2020，19（8）：813-819.

［26］郑亚民，姚贵宾，王悦华，等.胆囊息肉癌变风险分析和临床处理的研究进展［J］.医学研究杂志，2018，47（8）：1-3.

［27］彭代荣.有关胆囊息肉，你需要了解这些知识［J］.东方养生，2021（5）：59.

［28］中华医学会消化病分会幽门螺杆菌组.第五次全国幽门螺杆菌感染处理共识报告［J］.中华内科杂志，2017，56：532-545.

［29］中华医学会儿科学会幽门螺杆菌组.儿童幽门螺杆菌感染诊治专家共识［J］.中华儿科杂志，2015，53：496-498.

［30］YASSER H S，MASSIMO R，DAVID Y G，et al. Management of Gastric Polyps：An Endoscopy-Based Approach［J］. Clin Gastroenterol Hepatol，2013，11（11）：1374-1384.

［31］ELHANAFI S，SAADI M，LOU W，et al. Gastric Polyps：Association with Helicobacter pylori status and the pathology of the surrounding mucosa，a cross sectional study［J］. World J Gastrointest Endosc，2015，7（10）：995-1002.

［32］中华医学会消化病学分会.2020 年中国胃食管反流病专家共识［J］.中华消化杂志，2020，40（10）：649-663.

［33］中国医师协会外科医师分会.胃食管反流病外科诊疗共识（2019 版）［J］.中华胃食管反流病电子杂志，2019，6（1）：3-9.

［34］中华医学会消化病学分会炎症性肠病学组.炎症性肠病诊断与治疗的共识意见（2018 年·北京）［J］.中国实用内科杂志，2018，38（9）：796-813.

图书在版编目(CIP)数据

科学认知：泌尿与消化／曾铭强等主编. --长沙：
中南大学出版社，2024.9.

ISBN 978-7-5487-5977-5

Ⅰ.G69；R57

中国国家版本馆 CIP 数据核字第 2024KW5421 号

科学认知：泌尿与消化

KEXUE RENZHI：MINIAO YU XIAOHUA

曾铭强　付双双　徐晓平　侯福涛　文俏程　陈晨　主编

□出 版 人	林绵优
□责任编辑	陈　娜
□责任印制	唐　曦
□出版发行	中南大学出版社
	社址：长沙市麓山南路　　　　邮编：410083
	发行科电话：0731-88876770　　传真：0731-88710482
□印　　装	广东虎彩云印刷有限公司

□开　　本	880 mm×1230 mm 1/32	□印张 7	□字数 160 千字
□版　　次	2024 年 9 月第 1 版	□印次 2024 年 9 月第 1 次印刷	
□书　　号	ISBN 978-7-5487-5977-5		
□定　　价	68.00 元		

图书出现印装问题，请与经销商调换